Kohlhammer

Die Autorinnen

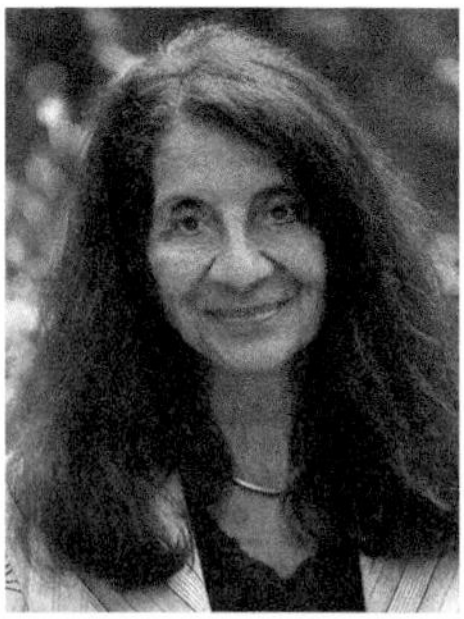

Christiane Lutz ist als Kinder- und Jugendpsychotherapeutin sowie als Paar- und Familientherapeutin in eigener Praxis in Stuttgart tätig. Sie ist Dozentin am C. G. Jung-Institut in Stuttgart.

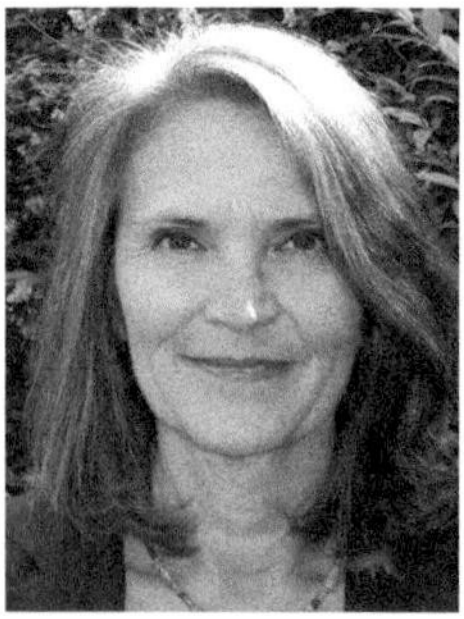

Pia Schiller, M.A. (phil.), ist als Heilpraktikerin in eigener Praxis tätig.

Christiane Lutz, Pia Schiller

Göttinnen, Götter, Mythen

Archetypische Träume von Kindern und Jugendlichen

Verlag W. Kohlhammer

1. Auflage 2020

Gesamtherstellung: W. Kohlhammer GmbH, Stuttgart

Print:
ISBN 978-3-17-037934-3

E-Book-Formate:
pdf: ISBN 978-3-17-037935-0
epub: ISBN 978-3-17-037936-7
mobi: ISBN 978-3-17-037937-4

Inhalt

1 Einführung

Was können uns die großen Göttergeschichten heute noch sagen? Repräsentieren sie alte Geschichten, die vor unserem klaren Denken kaum etwas anderes sind als dramatische Geschichten, die Abbilder menschlichen Erlebens darstellen, aber im Grunde in die Märchenschublade gehören?

Der Mythos ist nach griechischem Verständnis das Wahre, Wahrhaftige (Lutz 2016). Es ist der Niederschlag dessen, was die Menschheit seit Urzeiten erlebt und erlitten hat. Es sind einerseits die farbigen Erzählungen, andererseits die göttlichen Gestalten, die ein unsterbliches Erlebnisgut repräsentieren, das den jungen Menschen auch heute noch viel zu sagen hat. Die Erfolgsserien von Rick Riordan sprechen eine eigene Sprache, die Kinder, Jugendliche und Erwachsene gleichermaßen fasziniert. Der Autor verknüpft griechisches, ägyptisches und nordisches mythologisches Gedankengut mit dem gegenwärtigen Erleben von Kindern in der beginnenden Pubertät. In dramatischen Szenen sind die Leser Akteure in den gefährlichen Interaktionen zwischen den Göttern. Sie sind zum Beispiel Kinder der Vatergötter Zeus und Poseidon und kämpfen mit dem Unterweltsgott Hades. In anderen Bänden werden die Kinder zu »Gottlingen«, indem sich die ägyptischen Götter in ihnen niederlassen (Riordan 2011–2014).

Die umfassende Begeisterung der Heranwachsenden zeigt, dass in diesen Themen eigenstes, archetypisches Erleben angesprochen wird. Dies gilt für die bewusste Wahrnehmung. Dass die Beziehung auf der Ebene von bewusst zu unbewusst eine noch tiefere Dimension anspricht, zeigen die archetypischen Träume der Kinder und Jugendlichen. Diese Träume unterscheiden sich deutlich von denjenigen Träumen, die eine Handlung mit bekannten Personen abbilden. Hier ist das Ich als reale Person mit unterschiedlichen Gefühlen beteiligt. Zumeist ist der Traum wie ein griechisches Drama aufgebaut. Es findet eine Einleitung statt, es entwickelt sich eine Handlung mit sich steigernder Dynamik bis zu einer Katastrophe. Dann ebbt die Handlung ab bis zu einem gelegentlich beruhigenden Schluss, und sei es der, beim Aufwachen festzustellen, dass es »nur« ein Traum war.

Archetypische Träume stellen sich hingegen anders dar. In der Regel gibt es keine Handlung, stattdessen werden Bilder wahrgenommen. Es existieren keine bekannten Personen und das Traum-Ich agiert häufig als Beobachter. Die dargestellte Szene ist häufig rätselhaft »unlogisch«. Gesetze der Naturwissenschaft erscheinen aufgehoben. Nicht selten sind die Träume auch farbig und unterstreichen damit den Aspekt der Lebendigkeit und Aktualität. Die auftauchenden Figuren sind unpersönlich, erinnern an keine Bekannten oder Freunde. Sie scheinen deutlich etwas zu symbolisieren, was sich jedoch dem spontanen, interpretierenden Bewusstsein verschließt. Nicht selten steht man einem solchen Traum ähnlich gegenüber wie der rätselhaften Pythia, die lorbeerkauend ihre Orakel verkündete, die, zumeist doppelbödig, häufig missverstanden wurden.

Der Versuch, Göttinnen, Götter und Mythen in ihrer tiefen Botschaft mit archetypischen Träumen von Kindern, Jugendlichen und jungen Erwachsenen zu verbinden, hat sich in der praktischen therapeutischen Arbeit als sehr hilfreich erwiesen. Es sind Quellen der Erkenntnis, die jenseits von rationalen Deutungen und Interpretationen die selbstheilenden Kräfte im Patienten aktivieren und damit nicht selten die Behandlungszeit verkürzen. Die Archetypen aktivieren Erkenntniskräfte im Einzelnen, die nicht selten in Krisensituationen weiterhelfen.

1.1 Götter – Spiegel des Menschlichen, Menschliches – Spiegel des Göttlichen?

In Zeiten zunehmender Verunsicherung, im immer flüchtigeren Zeiterleben, in Gewalttätigkeit und Terrorismus im Namen Gottes erhebt sich immer stärker die Frage nach dem Göttlichen.

Gibt es eine transzendente Verbindlichkeit, gibt es Gott in seinen vielfältigen Erscheinungsformen in Natur und Kultur?

Meinen die vielen Götter im Alten Ägypten, in Griechenland, bei den Etruskern und Römern, bei den Germanen und Kelten schließlich immer nur den einen Einzigen? Ist es die Sonne als Manifestation dieses Einzigen, wie es Echnaton, der rätselhafte Pharao und Gemahl der schönen Nofretete vor 3 000 Jahren verkündete? Ist es aber gleichzeitig auch der Mensch, der sich über die Verehrung des Göttlichen selbst zum Gott erhebt, wie es Echnaton in seinem Sonnengesang beschrieb als Ausdruck tiefster Überzeugung, die nichts mit Anmaßung zu tun hatte.

Und was ist an dem Mythos des »goldenen Zeitalters« der Griechen dran, die den Menschen über seinen Geist zu einem unsterblichen Wesen machte? Oder woher kommt die Überzeugung zum Beispiel bei den Kelten, dass ein würdiger Mensch, sei es ein Druide, Priester oder machtvoller Fürst nach dem Tod zum Gott wurde?

Und wenn es so ist, dass Gott Mensch ist, wie es der christliche Mythos über die Gestalt Christi verkündet, müsste die Umkehr berechtigt sein, zu denken, dass der Mensch zumindest Göttliches in sich trägt. Hat nicht auch Goethe etwas Ähnliches ausgedrückt, wenn er davon spricht, dass uns Göttliches nur entzücken kann, weil das Gottähnliche im Menschen ist?

Die vielschichtigen Mythen unseres Kulturraums umkreisen immer wieder dieses Rätsel der Beziehung zwischen dem Göttlichen und dem Menschen. Sie versuchen Verbindendes und Trennendes zu erfassen. Aber die absolute Wahrheit werden wir aus unserer menschlichen Perspektive des aktuellen Daseins nicht finden. Vielleicht können die zahlreichen Repräsentanten des Göttlichen in ihrer Beziehung zum Menschen mithilfe assoziativen Denkens helfen, sich der Wahrheit anzunähern. In den vielen Facetten, die Göttinnen, Götter und Mythen anbieten, kann sich der Einzelne finden und damit beitragen, sich dem Geheimnis des Seins aus göttlicher und menschlicher Perspektive anzunähern.

Der Traum eines Vierjährigen mag das in einer symbolischen Form belegen:

> Ich gehe in eine Pyramide, durch einen Gang bis in die Mitte unter der Spitze. Die Spitze war offen, sodass Licht hereinkam. Ich legte mich auf ein Tuch, bis es genug war und dann ging ich wieder hinaus.

2 Die Weisheit Ägyptens

Die alten Ägypter müssen in ihrem differenzierten Umgang mit Leben und Tod ein tiefes Wissen von der Nähe zum göttlichen Sein gehabt haben. Sprechen hierfür nicht auch die tiefen Symbole der Tiermasken, die die Götter trugen? Ihre Bedeutung war vor allem beim sogenannten Totengericht erlebbar, an der Schwelle zu einem neuen Leben, das möglicherweise auf dem Entwicklungsweg zum Göttlichen gedacht wurde. Ein Hinweis darauf ergibt sich aus der Tatsache, dass die Herzenswägung als zentraler Prozess des Totengerichtes darüber entschied, ob es ein Weiterleben gab. Wurde das Herz als zu schwer befunden, bedeutete dies, dass der Mensch sich zu sehr in menschlicher Schuld, in den Niederungen des Menschlichen, wir würden vielleicht heute von einer ausschließlichen Bezogenheit aufs Materielle sprechen, verstrickt hatte. Sein Herz wurde dem Untier zur ewigen Verdammnis vorgeworfen. Ein Weiterleben gab es für diesen Menschen nicht. War das Herz hingegen leicht, durfte sich der Verstorbene mit dem Totengott Osiris vereinigen, was letztlich die Wandlung ins Göttliche bedeuten sollte.

Isis war die Schwestergemahlin des Osiris. Beide wurden als Fruchtbarkeitsgötter verehrt. Ein archetypisches Thema, Neid und Rivalität zwischen den ungleichen Brüdern Seth und Osiris, führte zum Tod des Osiris: Seth fertigte eine kostbare Lade an, die dem zugehörig sein sollte, der hineinpasste. Osiris ging auf diese Verführung ein und, da die Lade extra für ihn angefertigt war, wurde er auf diese Weise von seinem Schattenbruder überlistet, in Stücke zerteilt und über das ganze Land verstreut. Isis suchte die Teile und fügte sie wieder zusammen, allerdings fehlte der Penis, den bereits ein Fisch verschluckt hatte. Trotzdem gebar Isis das göttliche Kind Horus.

Osiris, der durch seinen neidischen Bruder Seth getötet wurde, war der Gott der Fruchtbarkeit. Über ein Verteilen des zerstückelten Gottes wurde auch die Dürre fruchtbar, denn Seth war der Gott der Wüste. So mag das Wort des Mephisto aus Goethes Faust erneut Bedeutung gewinnen, indem das Böse zwar gewollt, dennoch das Gute schafft.

Verstehen wir den Bruderzwist zwischen Osiris und Seth unter archetypischem Gesichtspunkt, wird deutlich, dass weder das Gute noch das Böse allein Gültigkeit haben. Das Lichte eines Osiris braucht das Dunkel des Seth um über enge Grenzen hinaus Fruchtbarkeit zu ermöglichen. Hinter diesem Begriff steht das Leben als sich ständig wandelnder Entwicklungsprozess. Umgekehrt ist das Böse in seiner Einseitigkeit angewiesen auf das Gute, um seinerseits die Vitalität, die im Dunkel verborgen liegt, entfalten zu können. Hier wird der Begriff des Schattens, wie ihn C. G. Jung eingeführt hat, bedeutsam. Er versteht unter dem Schatten die Fülle vitaler Triebimpulse, die jedoch der Selbststeuerung bedürfen, um nicht destruktiv zu werden. Unter Selbstkontrolle versteht Joachim Bauer (2017) den freien Willen, die Möglichkeiten eines die Triebimpulse steuernden Ichs. Jene sollen nicht unterdrückt werden, wie es einst die sogenannte schwarze Pädagogik tat, jedoch auch nicht willkürlich ausgelebt werden. Nur im Gleichgewicht von Triebimpulsen, die Bauer Basisbedürfnisse nennt und einer Selbstkontrolle seitens des präfrontalen Cortex ergibt sich das harmonische Wechselspiel von unten und oben, von Licht und Schatten. Damit liegt es in unseren menschlichen Möglichkeiten über die Selbststeuerung dieses Gleichgewichts zwischen Basisimpulsen, die von Angst, Aggression und kurzzeitigen Belohnungsimpulsen und der Kontrolle des präfrontalen Cortex immer neu herzustellen (Bauer 2011, S. 37). Es ist die Fähigkeit, das Leben bewusst und gleichzeitig lustvoll zu gestalten, ohne in die Sackgasse von Süchten als fehlgeleitete Sehnsüchte abzugleiten.

Traum eines 16-Jährigen:

> Von der Decke schien etwas herabzukommen, wie die Unterseite eines Sarges, der mit vier Seilen befestigt von der Decke hing. Darin lag eine Person, die Haare waren schwarz und in langen Locken gedreht. Die Person sah aus wie ein Mann, aber es könnte auch eine hagere Frau gewesen sein. Dann sagte diese Person, jetzt könne sich der nächste hineinlegen. Er selbst sagte, als er den Traum berichtete, ich wusste noch während er träumte, dass er das war.

Der Jugendliche demonstrierte in den Stunden immer wieder seine intellektuelle Überlegenheit. In einer lebhaften Übertragungsbeziehung versuchte er mich immer wieder zu entwerten. »Frauen können nicht denken« war seine Überzeugung. »Die können nur Kinder kriegen.« In der Realität lebte er mit einer alleinerziehenden Mutter, deren »ein und alles« er war. Die unterschwellige Verachtung dem Weiblichen gegenüber, von dem er sich gleichzeitig vereinnahmt und entmündigt fühlte, rief nach einem Wandlungssymbol. So gesehen dürfte der Sarg, der aus den luftigen Weiten kam, möglicherweise demonstrieren, dass es um klare Urteilskraft gehen müsse. Das rein fühlende Erleben, das Osiris, der Fruchtbarkeitsgott symbolisiert, muss von klarem Denken begleitet werden. Dies fehlte dem Jugendlichen angesichts eines fernen Vaters, der sich nicht um ihn kümmerte und darum als positives strukturierendes Moment fehlte.

In einer Reihe von Schachspielen versuchte er seine Überlegenheit zu demonstrieren, scheiterte jedoch immer daran, dass er nicht intuitiv einfühlend spüren konnte, ob meine Züge dem Angriff der Verteidigung oder einer Planlosigkeit entsprangen.

Über die Deutung, dass seine Rationalität ein sehr einseitiger Versuch war, die emotionale ebenso einseitige Haltung seiner Mutter zu kompensieren, versuchte er neue Wege, indem er seiner Intuition Raum gab. Hier schien es mir angebracht, über den ägyptischen Mythos von Osiris und Seth zu vermitteln, dass beide Repräsentanten einer einseitigen Haltung waren und darum der Tod als Wandlungssymbol wichtig war. Eine einseitige Identifikation macht bei aller Intelligenz »dumm«. Die Vereinigung der Gegensätze, Fruchtbarkeit in Dürre und Wüste zu bringen, muss das Bild für die notwendige Vereinigung polarer Positionen verstanden werden.

2.1 Archetypische Träume von Recht und Unrecht, Untergang und Neuwerdung

2.1.1 Die Maat und die Suche nach Wahrhaftigkeit und Gerechtigkeit

Die Göttin Maat vertritt in der ägyptischen Mythologie das Prinzip der Ordnung, der Gerechtigkeit und der Wahrheit. Sie war ein universelles Prinzip, dem Götter und Menschen gleichermaßen, wenn auch in anderen Kategorien, unterworfen waren. Als Tochter des Sonnengottes Re symbolisierte sie dieses Ordnungsprinzip, dargestellt als eine Frau mit langen schwarzen Haaren mit einer, manchmal zwei, Straußenfedern auf dem Kopf.

Sie war Begleiterin und somit richtungsweisend für den König, der zuständig für den Gang des Kosmos und der in der archaischen Zeit Träger des Bewusstseins war. Innerhalb der Gesellschaft gab sie das moralische, ethische und gefühlvoll-verbindende Verhalten vor, welches die Gesellschaft zusammenhielt und somit Ordnung und Sicherheit gewährleistet.

War die Maat in den Anfängen der ägyptischen Geschichte zur Stabilisierung der äußeren Realität wichtig, nimmt sie in deren Verlauf den Wandel zu einer inneren Wahrheit und Wahrhaftigkeit des Einzelnen vor. Im zentralen Motiv des Totengerichtes, mit der Wägung des Herzens des Verstorbenen entschied sich, ob der Verstorbene weiterleben durfte.

Die Prüfung vor dem Totengericht, mit seinem negativen Sündenbekenntnis, bei dem der Verstorbene sich selbst von seinen Verfehlungen gegen die Maat freisprechen musste, war entscheidend. Anschließend wurde das Herz gegen die Feder der Maat gewogen. Bei den Ägyptern war das Herz das zentrale Organ für Denken, Fühlen und Handeln und somit mussten das gesprochene Wort und das Herz gleichgewichtig übereinstimmen. Den Vorsitz des Gerichtes hatte Osiris, der Gott der Wiederauferstehung und Erneuerung. Mit einer Standwaage wurde die Herzenswägung durchgeführt, mit Thot dem Gott der Schreiber und Anubis als Begleiter des Verstorbenen.

Für die Ägypter war es von existentieller Bedeutung, sich in der Konfrontation mit der Maat zu bewähren, um nachtodlich weiterleben zu können. Dies wird in einer alten Pyramideninschrift deutlich, die das Geheimnis der Zusammengehörigkeit von Tod und neuem Leben belegt: »Du schläfst damit du aufwachst –, du stirbst damit du lebst« (Clarus1979, S. 6). Das Gericht selbst spielt hier die Rolle der Instanz, mit der man sich nach bestandener Prüfung verbindet, um weiterzuleben wie die Götter.

Das Streben nach einer gerechten inneren und äußeren Ordnung und des Kreislaufs von Leben und Sterben wurde damals mit dem Konzept der Maat verwirklicht. Auch heute noch findet man in den archetypischen Träumen von Jugendlichen diesen Wunsch nach innerer und äußerer Orientierung, umso mehr, als es unsere heutige Zeit schwer macht, einen gradlinigen Weg zu finden.

> Ich sitze im Auto und fahre. Vor mir rennt ein Vogelstrauß in hoher Geschwindigkeit. Er läuft zick-zack und ich sehe die gebauschten schwarzen Federn. Ganz kurz überlege ich, ob ich ihn überholen kann, lasse es dann aber. Ich träume, dass die Sonne immer von unten hochkommt, wie wenn sie einmal unter der Erde unten durch muss. Sie steht nicht von allein oben.

Im Traum des Zwölfjährigen muss das Autofahren symbolisch verstanden werden als Versuch, mit den hereindrängenden Triebimpulsen mit dem Leben autonom zurecht zu kommen. Beeindruckend ist in diesem Traum, dass er ohne Wissen das archetypische Bild der Nachtmeerfahrt der alten Ägypter beschrieben hat. Nach ihrer Vorstellung ging die Sonne in Gestalt des Chepre auf, war mittags Re, die Sonne im Zenit und wurde abends zu Atum. Dann vollzog die Sonne ihren Weg durch das Dunkel der Nacht im beständigen Kampf mit der Schlange Apophis, die sie zu verschlingen drohte, um dann am Morgen erneut aufzuerstehen.

Ich scheute mich vor einer Interpretation, zu sehr war ich von der Kongruenz des Traumes mit dem archetypischen Bild beeindruckt. In der individuellen Verstrickung der Krisenzeit der Pubertät stand ja auch vor ihm die Aufgabe, sein Ichbewusstsein zu festigen und zu einer Individualität zu formen.

Die Maat vertritt also Werte wie Struktur, Gerechtigkeit und Wahrhaftigkeit. Sie vermittelt als Göttin und als Symbol die Notwendigkeit ein der göttlichen Ordnung entsprechendes Leben zu führen. Dieser objektiven

Gesetzlichkeit waren die Menschen, ebenso wie die Vertreter der Göttlichkeit auf Erden, Pharao und seine große Königsgemahlin unterworfen.

Maat wird entweder als Göttin mit einer Feder auf dem Haupt oder als Feder selbst dargestellt. Ihr obliegt die Aufgabe, beim Totengericht das Gegengewicht zum Herzen des Verstorbenen zu bilden. Wiegt sie in Ihrer Leichtigkeit schwerer als das Herz, darf der Tote in der Vereinigung mit Osiris weiterleben. Ist das Herz schwerer, hat der Tote nicht nach der Maat gelebt und ist damit dem ewigen Tod überantwortet. Dahinter steht der den Ägypter ein Leben lang begleitende Aufruf, mit dem Kosmos, der Außen- und der Innenwelt im Gleichgewicht zu leben. Dann kann das Herz leicht wie eine Feder sein.

Äußerlich wird dieses innere Gleichgewicht als Ausdruck der subjektiven und objektiven Wahrheit sichtbar in der Verbindung der polaren Gegensätze, im göttlichen Brüderpaar Osiris und Seth, aber auch nachfolgend in Horus, dem Sohn von Isis und Osiris, und Seth.

Wer diesen Zustand des inneren Gleichgewichtes zwischen zwei sich widerstreitenden und gleichzeitig zusammengehörigen Lebenseinstellungen immer neu als diese innere Wahrheit begreift, hat einen Zustand der Leichtigkeit des Seins erreicht. Dieser wiederum verkörpert sich in der Maat, die in ihrer Leichtigkeit und Schwere wiederum Gegensätze vereinigt, der Sinn oder Un-Sinn eines Menschenlebens symbolisch umschließen.

Im Totengericht steht der Verstorbene im Mittelpunkt. Für ihn wird sich in dieser Konfrontation herausstellen, ob er weiterleben wird oder sein Herz dem schrecklichen Untier Ammit zum ewigen Untergang vorgeworfen wird.

2.1.2 Das Totengericht mit Anubis, Thot und Ptah

Der Schakalgott Anubis, seine bildhafte Darstellung und seine Rolle bei der Herzenswägung zeigt die große Fähigkeit der Ägypter unterschiedliche Aspekte eines Gottes in verschiedenen Facetten und Erscheinungsformen darzustellen, um sein Wesen zu erfassen. Anubis war der Gott des Jenseits, der Gräber und der Mumifizierung. »Dargestellt als schwarzer Canide (»Schakal«) oder in Mischgestalt von »Hundskopf« und Menschenleib.« (Hornung 2011, S. 282)

Der Schakal als Wüstentier und Aasfresser, der um die Gräber schlich, mag den Ägyptern als Charakteristikum gegolten haben dafür, dass dieser Gott in seiner Präsenz im Reich der Vergänglichkeit auch als Schutzgott und Wächter dient. Die Verbindung von tierischen und menschlichen Eigenschaften waren Ihnen auch im Spiegel der göttlichen Zugehörigkeit wichtig.

Beim Totengericht, das vom einbalsamierenden Gott Anubis vorgenommen wurde, führt der Gott Thot unerbittlich Buch. Während dieses Vorgangs legt der Tote das sogenannte negative Sündenbekenntnis ab, Sätze, die in ihrem Wortlaut nicht verändert werden dürfen:

> Gruß dir, du Größter Gott, Herr der Vollständigen Wahrheit!
> Ich bin zu dir gekommen, mein Herr,
> ich bin geholt worden, um deine Vollkommenheit zu schaun.
> Ich kenne dich, und ich kenne deinen Namen,
> ich kenne die Namen dieser 42 Götter, die mit dir sind in dieser Halle der Vollständigen Wahrheit, die von denen leben, die zum Bösen gehören, und sich von ihrem Blut nähren an jenem Tag, an dem Rechenschaft abgelegt wird vor Osiris
> Ich habe keinen Gott beleidigt.
> Ich habe kein Waisenkind um sein Eigentum gebracht.
> Ich habe nicht getan, was die Götter verabscheuen.
> Ich habe keinen Diener bei seinem Vorgesetzten verleumdet.
> Ich habe nicht Schmerz zugefügt und ich habe niemanden hungern lassen,
> ich habe keine Tränen verursacht.
> Ich habe nicht getötet,
> und ich habe (auch) nicht zu töten befohlen
> niemanden habe ich ein Leid angetan.
> Ich habe die Opferspeisen in den Tempeln nicht vermindert
> und die Götterbrote nicht angetastet;
> ich habe die Opferkuchen der Verklärten nicht fortgenommen.
> (Naville 1886)

Wurde das Herz bei diesen Worten leicht befunden, wurde der Tote Osiris übergeben, sodass er jetzt ewig in der Vereinigung mit dem Totengott in einer anderen Form weiterleben durfte. War das Herz zu schwer, wurde der

Tote der ewigen Verdammnis überantwortet und von Ammit, gefressen. Dieses stets lauernde Ungeheuer, mit dem Maul eines Krokodils, dem Vorderteil eines Löwen oder Leoparden und dem Hinterteil eines Nilpferdes war in ihrer Dreiheit Repräsentantin der gefürchtetsten Tiere Ägyptens. Gerechtigkeit aber auch Furcht und Schrecken begleiteten das Totengericht.

Ein Schlüssel, um die Vielschichtigkeit dieser Übergangssituation zu verstehen, bietet sich über die Symbolik der Götterfiguren an, die unter der Dominanz der Maat die Herzenswägung durchführten.

Zum einen ist es Anubis, der schakalköpfige Gott. Ein letztlich minderwertig erscheinendes Tier wird zum unerbittlichen Prüfer eines gelebten Lebens. Im negativen Sündenbekenntnis wird deutlich, dass es hierbei nicht allein um ein gerechtes Leben geht. Es liegt gleichermaßen das Gewicht auf emotionale Qualitäten und den Umgang mit Triebimpulsen. Vielleicht ist dieser Gott darum wesentlich, weil er seinen »hündischen« Charakter mit göttlicher Ordnung in Einklang gebracht hat.

Anubis ist auch der Seelenbegleiter der Führer, der dem Verstorbenen bei seinem Weg in das Weiterleben beisteht.

Hier zeigt sich der wohlwollende, zugewandte Aspekt des Anubis und auch des Totengerichts. Man tritt hier vor keinen Richter, der ein Urteil fällt, sondern man selbst muss in eigener Verantwortung Rechenschaft ablegen, dass man in seinem Leben seinem fühlenden Herzen gefolgt ist. In der Herzenswägung stellt sich dann heraus, ob die Balance, das Gleichgewicht stimmt, das dann die Kontinuität des Fortbestehens sichert und über die Vereinigung mit dem Gott in die Erneuerung mündet. Nicht die Eindeutigkeit von richtig oder falsch, von gut oder schlecht ist wichtig, sondern das Gleichgewicht zwischen zwei Seins Zuständen, der menschlichen und der göttlichen Ordnung. Die menschliche Ordnung, symbolisiert im Herz, stellt die Frage, ob Mitgefühl und liebende Verbundenheit das Leben prägten. Die göttliche Ordnung fragt nach dem Einhalten von Gesetz, von Sitte und Werten, also Aspekten, die wir auch archetypisch nennen könnten.

Der ibisköpfige Thot ist der Vertreter der Intelligenz, Schutzgott der irdischen Gesetze, aber auch der Künste und Wissenschaften. Er gilt als Erfinder der Schrift (Hieroglyphen) und ist damit zu Recht der unbestechliche Protokollant beim Totengericht. Zusätzlich wird dieser Gott auch in Gestalt eines Pavians verehrt.

Damit könnte auf einer anderen Ebene in gleicher Weise wie bei Anubis die Verbindung von Gegensätzen angedeutet sein, deren Verbindung ein sinnvolles Leben auszeichnet.

Das Leben als Vorbereitung für einen gelingenden Beginn im Jenseits war zentrales Streben der alten Ägypter, der Pharaonen, der Adeligen und der Handwerker, wie die zahlreichen vielfarbig ausgestatteten Gräber in Luxor beweisen. Das Leben in Gestalt der repräsentierenden Gottheiten war jedoch zusätzlich auch immer vom Moment des schöpferischen Gestaltens bestimmt: Das Vergehen des Lebens wurde immer auch in der Parallele zum Entstehen des Lebens gedacht und gefühlt: Der Schöpfergott Ptah formte die Menschen aus Lehm und stand damit sinnbildlich für Kreativität, die Fähigkeit, sich über diese Eigenschaft immer wieder neu zu erschaffen. Ist es nicht eine wichtige Erfahrung des Menschen, dass jede kreative Handlung, sei es in der Literatur, in der Musik oder im gestaltenden Tun einer Geburt gleicht, dem Gefühl einer Neuwerdung über das Erschaffene?

Die Voraussetzung für jegliche kreative Neuwerdung ist jedoch die Fähigkeit, gegenläufige Befindlichkeiten anzuerkennen. Nach einer Phase des zur Ruhe Kommens kann sich in der Verbindung dieser polaren Kräfte etwas Neues entfalten.

> Ein schwarzer Stier. Links an seinem Huf liegt eine große schwarze Schlange. Er könnte sie zertreten, aber er steht ganz ruhig da und auch die Schlange rührt sich nicht.

Dieser Traum wurde überraschender Weise von einem zehnjährigen Mädchen geträumt. Sie kam wegen selektivem Mutismus in die Therapie und gestaltete in vielen Stunden hochsymbolische Szenen im Sand, ohne ein Wort zu reden. Über die Symbolik fanden wir eine Brücke, indem meine Beschreibungen und Interpretationen jeweils von einem Kopfnicken oder -schütteln beantwortet wurden.

In kleinen Schritten konnten wir einen verbalen Austausch aufbauen. Schlüsselerlebnis war dieser Traum, den sie mir strahlend berichtete, als ob sie mir ein Geschenk überreichte. Als solches fasste ich es auf, wobei ich gleichzeitig spürte, dass jedes Reden darüber zu einem subjektiven Gefühl des Zerstörens führte, bei dem Mädchen ebenso, wie bei mir.

Ich beließ es bei einer Ahnung, dass sich hier das Geheimnis der ägyptischen Haltung abbildete: Gegensätze, die sich gelten lassen. Vielleicht liegt in der gemeinsamen schwarzen Farbe das Wissen um Zusammengehörigkeit und Wandlungsmöglichkeit?

Ein Zwölfjähriger, ganz vom Intellekt bestimmt, litt an einer gravierenden Reifungsdisharmonie. Konnte er rational argumentieren »wie ein Alter«, so die Eltern in einer Mischung von Bewunderung und Verzweiflung, war seine emotionale Entwicklung auf der Stufe eines Vorschulkindes stecken geblieben. In einer die Altersgenossen weit hinter sich lassenden sprachlichen Kompetenz genoss er es, die Klassenkameraden »fertig zu machen.« Diese antworteten mit Isolation und Ausgrenzung, was er rationalisierend bagatellisierte. Zuhause überfielen ihn jedoch depressive Verstimmungen und suizidale Fantasien.

In der Therapie äußerte er mit einem gewissen Stolz, er habe zwei linke Hände und würde später sowieso alles mit seinem Kopf erledigen.

Wie eine Antwort auf diese Äußerung, die ich zunächst nur hingenommen hatte, berichtete er wenige Stunden später folgenden Traum:

> Ein Baumstamm war mit den Wurzeln noch im Boden. Ich sah, wie aus diesem Stamm zwei Hände ragten, die einen Menschen formten. Danach war der Mensch von drei Seiten zu erkennen, von rechts, von links und von vorn. Hinten ging er in den halbrunden Stamm über.

Selbst im Traum wird die Eloquenz des Träumers spürbar. Es gelang jedoch, dem Jungen zu vermitteln, wie wesentlich die praktischen Formkräfte in Gestalt der Hände seien, die ihm im Traum die enge Verbindung zur Natur zeigten. Auch er sei ein Teil dieser Natur, die Leben ermöglicht. Um die zugehörige vierte Seite des Menschen zu erkennen, muss man allerdings den gewohnten Standpunkt verlassen. Da wären die eigenen gestalterischen Kräfte zu entdecken, die wenig mit dem Intellekt und viel mit der eigenen Ganzheit zu tun haben.

Ich merkte dabei, wie ich bei der Deutung dieses berührenden Traums auch in der Gefahr war, zu viel zu reden, wie im Bedürfnis, das Geheimnis der lebendigen Natur unter Beweis zu stellen. So verstummte ich im Vertrauen auf die heilenden Kräfte dieser archetypischen Begegnung, während der Junge zum ersten Mal in den vielen Behandlungsstunden längere Zeit schwieg.

Zusammenfassung

In der ägyptischen Kultur war die Zusammengehörigkeit von polaren Gedanken und Empfindungen, von Gott und Mensch selbstverständlich. So wurde das Mysterium vom Tod als Beginn eines neuen Lebens zu einem zentralen Inhalt, der die Rätsel unseres Seins transparenter macht. In der Polarität erfährt sich der Mensch bis heute in seiner göttlichen, kreativen, Leben erschaffenden Dynamik und gleichermaßen in seiner menschlichen leidvollen Begrenzung. Ein Pol bedingt den anderen, so wie die Gottesvorstellung nur über das Erleben und Erleiden des Menschseins gedacht werden kann.

Literatur zur vertiefenden Lektüre

Champollion, J.-F. (2007). *Heilige Worte, Ägyptische Hieroglyphen, ihre Historie, Kultur- und Geistesgeschichte.* München: Hugendubel.

Clarus, I. (1979). *Du stirbst damit du lebst. Die Mythologie der alten Ägypter in tiefenpsychologischer Sicht.* Fellbach: Bonz.

Kubisch, S. (2008). *Das Alte Ägypten.* Stuttgart: Konrad Theiss.

Lutz, C. (2019). *Im Einklang mit Menschen und Natur, eine individuelle und kollektive Herausforderung.* In: Pfeifer, E. (Hrsg.). *Natur in Psychotherapie und Künstlerischer Therapie* Gießen: Psychosozial. S. 391–413.

Shaw, J. & Nicoles, W. (Hrsg) (1998). *Reclams Lexikon des Alten Ägypten.* Stuttgart: Reclam.

Teichmann, F. (1999). *Die ägyptischen Mysterien: Quellen einer Hochkultur.* Stuttgart: Freies Geistesleben.

Teichmann, F. (2003). *Der Mensch und sein Tempel: Ägypten.* Stuttgart: Freies Geistesleben.

Weiterführende Fragen

- Wie ist die Tatsache zu verstehen, dass die Ägypter nicht im Kopf, sondern im Herzen die zentrale Schaltstelle menschlichen Seins lokalisierten?

- Inwiefern kann eine Kenntnis der Symbolik die hohe Wertschätzung von Tieren erklären?
- Unterstützt die analytische Psychologie die Theorie, dass polare Prinzipien sich berühren und darum nicht in einer sich ausschließenden Gegensätzlichkeit gedacht werden dürfen?
- Findet sich für diese Hypothese eine Entsprechung in den Naturwissenschaften?

3 Der Wunsch nach Gottgleichheit und die Hybris

Gott gleich zu sein, scheint nicht nur Anmaßung, sondern urmenschliches Bedürfnis zu sein, das sich in griechischen Mythen widerspiegelt. Der Sohn des Helios wünschte einmal mit den Gespannen des göttlichen Vaters über den Himmel zu jagen. Dabei verlor er das Maß, beschleunigte zu sehr, verlor den Halt und stürzte ab. Das entspricht der jugendlichen Perspektive, die im Rausch des philobatischen Lebensgefühls, Grenzen überschreiten und in der unendlichen Weite der Möglichkeiten, sich selbst überschätzend den Boden unter den Füßen verliert. Der Philobat möchte unbeschränkt sein, für ihn verspricht die Weite Geborgenheit, möglicherweise die Chance, den Sprung aus der engen menschlichen Begrenztheit zu verwirklichen (Hopf 2019, S. 183). Diesem Bedürfnis entspricht Ikarus, der Sohn des kunstreichen Dädalus, der das Labyrinth für den Minotauros baute. Ikarus setzte sich über das Gebot des Vaters, der Sonne nicht zu nahezukommen, hinweg und stürzte ab. Sollte damit ausgedrückt sein, dass die Sehnsucht, Gott zu werden, ohne die eigene Menschlichkeit zu berücksichtigen, zum Untergang führt?

Heißt Gott werden wollen, die Sehnsucht, die Enge menschlicher Grenzen zu überwinden? Sehnsucht drückt jedoch nicht Vermögen und Können aus, sondern bedeutet, weiter auf der Suche zu sein. Am ehesten vielleicht mit dem Paulus Wort zu vergleichen »nicht dass ich es schon ergriffen habe, oder schon vollendet sei…« (Phillipper 3, Vers 12).

Gottähnlich zu sein, das Göttliche in sich zu verwirklichen, auf den göttlichen Funken im Menschen zu vertrauen – es stellen sich viele Fragen, die sich um dieses Geheimnis ranken, es aber nicht entschlüsseln.

3.1 Archetypische Träume von grenzüberschreitender Hybris, kritikloser Selbstgefälligkeit und Todesbedrohung

3.1.1 Prometheus und das Aufbegehren in Selbstüberschätzung

Der beeindruckende Mythos von Prometheus weist erneut auf diese Problematik hin: Angeblich dauerte es ihn als machtvoller Titan, dass die Menschen unter der Kälte, dem fehlenden Feuer litten. Das Feuer war jedoch Vorrecht der Götter. Symbolisch gesprochen offenbarte sich im Feuer, diesem vielschichtigen Symbol, ihre Göttlichkeit. Indem Prometheus scheinbar aus Mitleid den Göttern das Feuer raubte und es den Menschen schenkte, machte er sie den Göttern gleich und missachtete die Grenze zwischen Gott und Mensch. Zur Strafe wurde er an den Kaukasus geschmiedet. Ein Adler fraß täglich seine Leber, die jedoch immer wieder nachwuchs.

Wie dürfen wir diese Geschichte verstehen? Wollte Prometheus mit seiner Tat einen eigenen Anspruch befriedigen, nämlich Göttlichkeit einerseits zu relativieren, Menschlichkeit andererseits aufzuwerten? War er selbst der, der nach den Sternen der Göttlichkeit griff und die Grenzen, die ihm als entmachteter Titan auferlegt waren, missachtete? Der Adler als Symboltier des Zeus raubte ihm sein lebenswichtiges Entgiftungsorgan, das jedoch täglich wieder nachwuchs.

Wie lässt sich das interpretieren? Die Leber ist zentrales, lebenswichtiges Entgiftungsorgan. Sie zu verlieren, bedeutet den Tod, sie immer neu zu gewinnen, das Leben. So hing Prometheus, an den Kaukasus geschmiedet, zwischen Tod und Leben, in Gott-Nähe und Gott-Ferne. Nicht von ungefähr scheint hier auch im christlichen Mythos dieses Thema in Gestalt des Gottessohns transparent zu werden. Sind wir nicht gleichermaßen in der Gefahr, als die armen Menschen zu leben, denen das Göttliche fern zu sein scheint? Prometheus ist ein Bild für Menschsein in aller Ambivalenz. Ist die trotzige Gottferne, wie Goethe sie in seinem gleichnamigen Gedicht (Goethe 1992, S. 161) thematisiert, eine Lösung? Ist sogar gerade in der trotzigen Auflehnung ein Funken der eigenen göttlichen Kraft zu entdecken?

3.1.2 Ikarus und der grenzüberschreitende Höhenflug als Protesthaltung

Ikarus fliegt entgegen dem Rat des Vaters im jugendlichen Leichtsinn zu hoch. Die Sonne lässt das Wachs seiner Flügel schmelzen, sodass er seine Hybris mit dem tödlichen Absturz ins Meer bezahlen muss. Die Sonne galt im Altertum als Repräsentant des Göttlichen schlechthin. Die gefährliche Nähe zeigte auf der Symbolebene die Gefahr, Mensch und Gott synonym zu denken. Ikarus zeigt sich als typischer Vertreter eines aufbegehrenden Jugendlichen, der sich die eigenen Grenzen nicht eingesteht und, vergleichbar der Zeit des »Sturm und Drangs«, sich als »Original- und Kraftgenie« gebärdet. Das charakteristische Empfinden ist, alles besser zu wissen und die Erfahrungen der älteren Generation in den Wind zu schlagen. Die eigenen Grenzen auszuloten ist auf dem Weg zur Eigenständigkeit ein unverzichtbares Anliegen. Dass damit jedoch immer auch Todesgefahr verbunden ist, erfüllt alle Eltern dieser Jugendlichen mit Sorge. Ermahnungen allein, wie sie Dädalos ausspricht, genügen jedoch nicht, im Gegenteil, sie fordern die Grenzüberschreitung geradezu heraus. Dädalos warnte vor der Maßlosigkeit, nämlich der Sonne und dem Meer nicht zu nahezukommen. Hilfreicher als dieser gut gemeinte Hinweis wäre eine vorsichtige Begleitung des Jugendlichen gewesen, die mit Nähe und Distanz, mit Anerkennung der Autonomie und dem Schutz vor Selbstüberschätzung angemessen umgeht.

Der Hinweis, alles mit Maß zu tun, den erstmals Thales von Milet 500 vor Christus aussprach (Capelle 1993, S. 66 ff.), wäre weniger als rettender Ermahnung für den Sohn wirksam, sondern als eigene Haltung zu beherzigen gewesen. Der Mythos könnte damit auch als wichtiger Hinweis für die erziehende Generation Geltung haben.

3.1.3 Sisyphos, listenreicher Trickster in der Auseinandersetzung mit dem Göttlichen, mit Leben und Tod

Sisyphos, König von Korinth, Sohn des thessalischen Königs Aiolos, lebte im 14.Jh. v.Chr. Der Name seines Vaters – und dessen Namensgleichheit mit dem Gott der Winde – könnte schon ein Hinweis auf geistige Beweglichkeit, Schnelligkeit und Energie sein. Sisyphos besaß eine rasche Auffassungsgabe und gute Intuition, sodass er geschickt, einfallsreich und immer zu seinem Vorteil handeln konnte. Der Name der Mutter wird nicht erwähnt. Lässt sich daran schon die fehlende Erdhaftigkeit, der mangelnde Bezug zu den Gesetzmäßigkeiten der Natur herauslesen? Sein ganzes Leben agierte Sisyphos wie ein gerissener Kaufmann, der rücksichtslos andere manipulierte, der auch nicht vor mörderischen Intrigen zurückschreckte, um eine Macht zu erhalten, die nur dem eigenen Vorteil verpflichtet war. »Seine Zeitgenossen nannten ihn den größten lebenden Schurken, gaben allerdings zu, dass er Handel und Seefahrt förderte« (Ranke-Graves 2011, S. 194). Eine seiner Taten, als er den Meisterdieb Autolykos geschickt überführte und Rache nahm, erinnert an Taten von Hermes, der schon als Säugling seinen Bruder Apoll listig hereinlegte und seine Tat so beharrlich abstritt, dass selbst Zeus von dieser Dreistigkeit und Intelligenz beeindruckt war.

Hybris zeigt einen Realitätsverlust von Gesetzmäßigkeiten, Grenzen und Ordnungen, denen wir als Menschen unterworfen sind.

Hat sich Sisyphos mit den tricksterhaften Eigenschaften eines Gottes derart identifiziert, dass von einer geistigen Inflation zu sprechen ist?

Sisyphos verrät den Göttervater Zeus in einer Liebesangelegenheit an den Flußgott Asopos, der auf der Suche nach seiner Tochter ist. Als Strafe für den Verrat göttlicher Geheimnisse befahl Zeus seinem Bruder Hades ihn in den Tartaros zu holen. Sisyphos überlistete Hades und fesselte ihn in seinen eigenen Fesseln. Hades war gefangen und keiner konnte auf der Erde nun sterben, die natürliche Ordnung von Leben und Sterben war außer Kraft gesetzt. Der Kriegsgott Ares befreite Hades und lieferte Sisyphos aus. Es gelang ihm jedoch ein zweites Mal mit einer List dem Tod zu entkommen. Diesmal legte er Persephone, die Gemahlin des Hades herein und es gelang ihm erneut die Unterwelt zu verlassen.

Als er schließlich starb, wurde er als Strafe für seine Taten in den Tartaros verbannt und musste immer wieder einen Felsbrocken den Berg hinaufrollen, um dann die Vergeblichkeit seines Tuns wahrzunehmen, wenn der Stein wieder hinab rollte und er erneut, in qualvoller Wiederholung mit seinem Werk beginnen musste. Warum verhängten die Götter eine derart schwere körperliche Strafe, die letztlich so ziel- und sinnlos scheint?

Sisyphos hatte die Götter versucht, in dem er den Tod überlistete und somit das Gleichgewicht der kosmischen Ordnung ins Wanken brachte, um sein eigenes Leben zu verlängern. Haben seine lebenslangen tricksterhaften Manöver ihn von der menschlichen Realität so weit entfernt, dass er glaubte, den Tod dauerhaft überlisten zu können? Ist die Tatsache, dass niemand da war, der Einhalt gebot, sich ihm entgegenstellte, widersprach oder vor den Folgen seines Tuns warnte, ein Hinweis darauf, dass hier über das individuelle Tun eine archetypische Sehnsucht oder auch Verführung zum Ausdruck kommt?

Den Felsbrocken immer wieder auf den Berg zu rollen, heißt ewig, nämlich zeitlos zwanghaft das Gleiche tun zu müssen. Es gibt weder eine progressive Entwicklung noch eine Auflösung komplexbesetzter Erfahrungen. Freud spricht in diesem Zusammenhang vom neurotischen Wiederholungszwang (Freud 2000, S. 205–215).

Muss Sisyphos jetzt in sinnloser Weise den Stein in die Höhe wuchten, weil er sein Leben lang ein zwanghafter Spieler war, vielleicht sogar in einem Wahngebilde gefangen, welches jetzt diese Strafe widerspiegelt? Oder hatte er solche Ängste vor den Gesetzen der Natur, dass er ein Leben lang vor jenen auf der Flucht in die luftigen Höhen der eigenen Überlegenheit, der eigenen Großartigkeit war? Dann braucht es nicht viel Vorstellungskraft, um zu erklären, warum er den Tod außer Gefecht setzen wollte: es ist die archetypische Angst vor der eigenen Endlichkeit, Gefangener in der Erdenschwer menschlicher Gegebenheit. Dieser fehlende Bezug zur Realität der eigenen Vergänglichkeit, die im Sterben offenbar wird, erinnert an die Atmosphäre und Grundsituation des Märchens »Jugend ohne Alter, Leben ohne Tod«. Hier verliert sich der Held im Stillstand der ewigen Jugend und verfällt zum Schluss zu Staub, als er in eine scheinbare Wirklichkeit zurückkehren will, die er Jahrhunderte zuvor verlassen hat (Lutz 2010, S. 174 ff.).

Vielleicht lässt sich intuitiv erahnen, was mit Sisyphos passieren würde, wenn er den Felsbrocken, statt ihn auf den Berg zu rollen in einen Bach geworfen hätte, vergleichbar dem Märchen von »Hans im Glück« (Grimm 1984 KHM Bd. I, S. 407) und sich damit von einer Last zu befreien, sich also symbolisch in den Fluss des Lebens einzufügen. Als Konsequenz würde er sich dann jedoch dem Fluss der Zeit überantworten und damit sterblich sein. Und angenommen, er hätte diese Entscheidungsmöglichkeit aufzuhören, würde er es tun? Wenn jener Stein der einzige Halt und so die einzige Möglichkeit wäre, autonom zu handeln, könnte er dann darauf verzichten?

Eine andere vorstellbare Lösungsmöglichkeit wäre, dass Sisyphos durch das ständige Wiederholen dieses zwanghaften Rituals, dieser schweren körperlichen Tätigkeit, ein wirkliches Gefühl zu seinem Körper, zu der eigenen Erdhaftigkeit und somit Menschlichkeit bekommt. Somit wäre es möglich, sich selbst erlösend, zu spüren, was Materie auch bedeutet, nämlich Halt, Rahmen und sicheres Angebundensein. Vielleicht könnte dann etwas Neues entstehen und der Teufelskreis der sinnlosen Wiederholung durchbrochen werden.

Hybris als irrealer Höhenflug und Zwang, in seiner Materie nahen Wiederholung scheinen die zwei Pole des gleichen Themas zu sein. Es ist die Angst vor den eigenen lebendigen Gefühlen, die Anfang und Ende des eigenen Lebens umreißen.

Die Endlichkeit der eigenen Person anzuerkennen, würde die Freiheit bedeuten, sein Leben innerhalb der gezogenen Grenzen sinnvoll und autonom zu gestalten. Viele Religionen und geistige Traditionen wissen um die Notwendigkeit der letzten großen Wandlung durch den Tod, der die Seele befreit und erinnern immer wieder an die Tatsache, dass nur wer den Tod anerkennt, die Bedeutung des Lebens erfassen kann.

Auch in den folgenden Träumen spiegeln sich diese Themen wider.

> Auf einem kleinen Lederstück, wie an meine dunkelblaue Jeans geheftet, steht der Satz von Leben und Sterben und das eines wie das andere ist. Leben und Sterben und Leben und Sterben und so fort. Es ist eines wie das andere: der Lichtpunkt muss weitergegeben werden.

Die 20-jährige Träumerin hatte gerade wenige Wochen zuvor ihre Mutter ganz plötzlich verloren und kam sehr erschüttert zu mir in die Sprechstunde. Sie war zwar nach der Scheidung ihrer Eltern beim Vater aufgewachsen und hatte wenig äußeren und emotionalen Kontakt mit der Mutter. Trotzdem quälten sie Schuldgefühle. Der Traum erwies sich als wichtige Hilfe den plötzlichen Tod der Mutter ohne Vorwurf und ohne schlechtes Gewissen hinzunehmen. »Es ist für mich Impuls, noch bewusster mein Leben zu gestalten und mir der Endlichkeit bewusst zu sein. Meine Mutter hat sich nie mit diesem Thema auseinandergesetzt, aber ich weiß jetzt, dass bewusstes Leben immer das Wissen um ein plötzliches Ende einschließen muss.«

> Ich fahre mit einem gelben Motorrad immer schneller, ich hebe in die Luft ab. Dann stürzt das Motorrad ab und da ist nur noch Asche.
>
> Ich stehe auf der Bühne der Metropolitan Oper in New York und schmettere lauthals eine Arie. Dabei dirigiere ich auch noch das Orchester. Irgendwie spüre ich, dass man mir sagen will, ich soll doch das mit dem Dirigieren lassen, aber ich bin so beschäftigt mit beidem, dass nichts wirklich zu mir durchdringt. Ich weiß, ich bin Placido Domingo (Spanischer Opernsänger).

Der junge Mann hatte gerade sein Abitur mit Bestnote abgelegt und war damit beschäftigt, ein Studium zu suchen, das sowohl Geltung und Macht, als auch ein hohes Einkommen garantierte. Beide Träume, kurz hintereinander geträumt, haben Züge von Maßlosigkeit und Geltungsbedürfnis. Man muss sie als Spiegel seiner narzisstischen Struktur verstehen. Sein Ziel war »einsame Spitze« zu sein. »Andere Menschen brauche ich nicht wirklich,« so meinte er.

Mein Bemühen, ihm in der Interpretation der Träume die Einseitigkeit seiner Lebenseinstellung zu spiegeln, seine Verleugnung von Lebensgefahr und Überforderung prallten ab, wie an einer fest gefügten Mauer. »Ich glaube, sie können meine Bedürfnisse nicht wirklich angemessen einordnen, vielleicht haben sie einfach nicht die intellektuellen Voraussetzungen, um mich zu verstehen oder mir weiterzuhelfen.«

Damit verabschiedete sich der junge Mann ohne sichtbares Zeichen einer emotionalen Berührtheit. Ich blieb betroffen zurück und empfand in der Gegenübertragung Hilflosigkeit und Trauer. Aber auch das gehört zum therapeutischen Alltag.

> Ein Mann sagte mir, ich soll mit einem Fesselballon über die Hügel und die dahinter liegenden Berge fliegen. Ich sagte, das kann ich nicht, ich habe keinen Führerschein für einen Ballon. Der Mann war ganz ruhig und freundlich und sagte, das sei ganz leicht und er sei überzeugt, dass ich das könne. Danach bekomme ich den Ballon und die ganze Ausrüstung geschenkt.

Dieser Traum spiegelt die Fähigkeit, sich zu bescheiden, die eigenen Möglichkeiten und Grenzen wahrzunehmen und gegebenenfalls zu verzichten.

Er stammt vom gleichen Träumer, der mich vier Jahre nach seinem abrupten Abschied erneut aufsuchte. »Mein Leben ist nicht so gelaufen, wie ich es geplant hatte. Ich musste manches erkennen, was Sie mir zwar immer wieder gesagt haben, was ich aber einfach nicht hören wollte. Ich glaube, jetzt weiß ich besser worauf es ankommt. Ich habe meinen Lebensentwurf geändert. Schade, dass ich nicht wieder bei Ihnen anfangen kann, sie sind schließlich nur für Kinder und Jugendliche zuständig, aber ich werde mir unter anderen Voraussetzungen wieder eine therapeutische Begleitung suchen.«

3.1.4 Marsyas und Apolls Herausforderung und Wandlungsnotwendigkeit

Mit dem Göttlichen in Wettstreit zu treten, in der Auseinandersetzung gleichwertig zu sein, das wiederholt sich als Sehnsucht in unterschiedlichen Mythen und zeigt, dass nur eine Wandlung der inneren Einstellung zum inneren Sieg führt.

Marsyas, ein Satyr spielte den Aulos so meisterhaft, dass er es wagte, den Leier spielenden Apoll zum Wettstreit heraus zu fordern. Nymphen und Musen waren die Zuhörerinnen und wollten schon dem Satyr den Sieg zuerkennen, als Apoll verlangte, dass der Sieg nur jenem gebühre, der das Instrument auch umgekehrt spielen könne. Das ging zwar mit einer Leier, nicht aber mit dem Aulos, der bekanntlich ein doppelläufiges Rohrblattinstrument ist. So wurde Apoll Sieger. Als Strafe ließ er Marsyas die Haut abziehen. Was könnte symbolisch dahinterstehen?

Haut ist Schutzorgan, erlaubt über die Berührung fühlendes Erleben, Geborgenheit schenkende Nähe. Heißt die Vermessenheit, sich mit einem Gott auf die gleiche Stufe zu stellen, zu wollen, in die Gefahr zu kommen, einen existentiell notwendigen Schutz zu verlieren? Als Satyr war Marsyas ein Gefolgsmann des Dionysos. Dieser Gott vertritt, wie kaum ein anderer, menschliche Basisimpulse, wie sie Joachim Bauer (2011) beschreibt. Es sind die vitalen Triebenergien, die in Maßlosigkeit und Rausch, in orgiastischer

Sinnenlust die menschlichen Niederungen symbolisch offenbart. Dionysos ist aber gleichzeitig auch der Gott des Schauspiels. In Tragödie und Komödie werden die Erfahrungen des Menschseins dargestellt und in ihrer Größe dem Göttlichen angenähert. Goethe formuliert es so: »Und wenn der Mensch in seiner Qual verstummt, gab mir ein Gott zu reden, was ich leide.« (Goethe Torquato Tasso Kap. 5, Auftritt 5). Heißt das, das Sprache als Instrument der Bewusstheit Gottähnlichkeit verleiht?

Eine Parallele findet sich auch im Bereich des Weiblichen. Arachne, eine begnadete griechische Weberin forderte Athene zum Wettstreit heraus. Die Aufgabe war, wer von beiden das feinere Gewebe spinnen könne. Zur Empörung von Athene war Arachne die Erfolgreichere. Außer sich über diese, von der Göttin so erlebte Anmaßung, verwandelte sie jene in eine Spinne.

Das Gerechtigkeitsgefühl empört sich über diese menschlichen Züge von Apoll ebenso wie jene von Athene. Götter dürfen keine Schattenseiten haben, so scheint es. Aber zeigt sich nicht gerade in ihrer Macht, auch wenn sie willkürliche Züge zu haben scheint, ihre göttliche Überlegenheit? Ist es nicht eine häufige Klage der Menschen, dass sie das Göttliche als ungerecht, willkürlich erleben? Hier zeigt sich unsere menschliche Begrenztheit. Wir können in der Gegenwart oft nicht begreifen, was sich viel später im Rückblick in ihrer Sinnhaftigkeit entschlüsselt. Nehmen wir die Symbolik und die damit verbundene intuitive Erkenntnisfähigkeit zur Hilfe, dann könnte sich auch in diesen mythischen Geschichten ein Sinn erschließen: Was musste Marsyas hautnah gehen? War es vielleicht seine eigene tricksterhafte Natur, die sich im Spiegel des Gottes und seines Tuns offenbarte? Fehlte ihm die Klarheit der Unterscheidung zwischen dionysischem und apollinischem Prinzip? Diese beiden Haltungen sollten zwar gleichermaßen wertgeschätzt, nicht aber vermischt werden. Man muss, um dies besser zu verstehen, wissen, dass das Sommerhalbjahr in exakter zeitlicher Begrenzung Apoll und seinen Anhängern zugeordnet war. Das gleiche Heiligtum, Delphi, gehörte im Winterhalbjahr Dionysos und seinem Gefolge. Wurden die zeitlichen Grenzen überschritten, wurden jene, die es achtlos taten, getötet.

Könnte menschliches Bemühen vor diesem Hintergrund gerade in einer Sackgasse münden, wenn eine Fähigkeit und Stärke einseitig betont wird, statt eine ganzheitliche Entwicklung anzustreben? Hier ist C. G. Jung mit seiner Beschreibung unterschiedlicher Funktionen richtungweisend. Es ist nicht gesund, sich nur auf eine Funktion, sei es Denken oder Fühlen, Intuition oder Empfindung, im Sinne des praktischen Tuns festzulegen. Einseitigkeit mündet häufig in Enge, in voreiliges Urteilen bzw. verurteilen allem gegenüber, was dem Eigenen nicht entspricht. Damit entfernen wir uns von Eigenschaften, die mit Großzügigkeit, Toleranz vorurteilsfreier Wahrnehmung den Horizont weiten und sinnbildlich gesprochen göttliche Perspektiven zum Maßstab machen.

> Ich klettere in einem schwarzen, verbrannten hügeligen Gelände. Es war sehr bröckelig, wohl Tuffgestein, und absolut trostlos. Ich war ganz allein und wusste, dass ich irgendwann keinen Halt mehr finden würde, weil alles so brüchig war. Ich stellte mir vor, wie ich abstürzen würde und schwer verletzte sterben müsste. Ich hatte aber keine andere Chance, ich musste weiter und ich würde abstürzen.
>
> Ich bin in einer wilden schönen Gegend auf einer Art Gehöft mit viel Gerümpel auf dem Hof. Ein Kind räkelt sich im Halbschlaf auf einem alten Sofa. Ein altes Plumpsklo ist auch da. Ich stehe plötzlich mit mehreren Leuten an einem Tisch und wechsle Geld. Die Währung ist mir unbekannt.
>
> Dann befinde ich in einem alten Gemäuer und gehe eine Rundtreppe nach oben auf eine Terrasse, auf die man hinaustreten kann. Hinter mir sind auch noch Menschen. Dann steht vor uns der Mann mit einer Goldmaske in Form einer Sonne. Irgendwie haben ihn alle erwartet.

Diese Träume einer 18-jährigen jungen Erwachsenen zeigen in eindrucksvoller Weise einen Prozess der Veränderung und Wandlung. Die Ausgangssituation ist das trostlose Gelände in der die Träumerin allein und hilflos herumirrt. Sie ist in Todesgefahr und weiß es. Diese Situation entspricht der Symptomatik einer schwerwiegenden Magersucht. Der drohende Tod im Traum entsprach ihrer selbstinszenierten Problematik, war aber gleichzeitig der Wendepunkt angesichts einer für sie bedrohlich erlebten Klinikeinweisung.

Zunächst scheint sich der Blick im Traum in die Vergangenheit zu richten. Hierbei geht es nicht primär um reale Vorkommnisse, sondern die Erfahrung eines einfachen Lebens, ohne Zwang und Perfektion. Diese Situation erwies sich als kompensatorischer Aspekt gegenüber ihrer zwanghaft kontrollierten Haltung, die den Hintergrund für ihre Symptomatik bildete. Das Wechseln des Geldes in eine unbekannte Währung scheint auf das Abenteuer, in das Neuland des Unbewussten vorzustoßen, hinzuweisen.

Es ist anzunehmen, dass die Träumerin lernen musste, mit der unbekannten Währung umzugehen, damit, als Zukunftsperspektive, der Spiralweg einer progressiven Entwicklung angetreten werden kann. Der Mann mit der Goldmaske in Sonnenform dürfte auf das Ziel hinweisen, auf Delphi mit dem zentralen Spruch über dem Eingang ins Heiligtum: »Erkenne dich selbst.«

Zusammenfassung

In den griechischen Mythen, seien es die des Titanen Prometheus, des Dädalos und Ikarus oder des Wettstreits zwischen Marsyas und Apoll wird die archetypische Sehnsucht des Menschen gespiegelt, sich nicht wahllos dem Göttlichen anzunähern und die gezogenen menschlichen Grenzen nicht zu überschreiten. Das Streben nach Vollkommenheit darf nicht verwechselt werden mit der Hybris, Gott zu sein. Das Maß als Ausdruck des Angemessenen zu verinnerlichen, umfasst die Anerkennung des Menschseins. Diese Haltung schließt in sich den Verzicht auf illusionäre Größenfantasien, die sich nicht selten als eine willkommene Kompensation einer ernüchternden Realität anbieten.

Literatur zur vertiefenden Lektüre

Campbell, J. (1994). *Die Kraft der Mythen*. Zürich: Artemis.

Dommermuth-Gudrich, G. (2016). *Die großen Mythen der Griechischen Antike*. Köln: Anaconda.

Hartz, C. (2013) *Götter, Monster und Heroen.* Mainz: Nünnerich-Asmus.

Hopf, H. (2019). *Jungen verstehen*. Stuttgart: Klett Cotta.

Lücke, H.K. & Lücke, S. (2005). *Antike Mythologie*. Wiesbaden: Matrix.
Lutz, C. (2012). *Leben Lieben-Leben Lassen. Von Konfrontation und Individuation im Märchen*. Stuttgart: opus magnum.
Ranke-Graves, R.v. (2011). *Griechische Mythologie* (18. Auflage). Reinbek bei Hamburg: Rowohlt Taschenbuch Verlag.

Weiterführende Fragen

- Unterscheiden Sie ein gesundes Selbstwertgefühl von narzisstischen Größenfantasien.
- Inwiefern kann analog der Mythen Selbstüberschätzung in den physischen und psychischen Tod führen?
- Die aktive Lebensgestaltung, der drängende Impuls zur Progression darf nicht mit ehrgeiziger Selbstüberschätzung gleichgesetzt werden. Schildern Sie anhand von Beispielen, die sich am Mythos orientieren, den Unterschied zwischen beiden Haltungen.

3.2 Archetypische Träume von labyrinthischer Verwirrung, Erkenntnis und Ganzwerdung

3.2.1 Wege und Irrwege – vom Ich zum Selbst

Ichbewusstsein und Selbstbewusstsein sind nicht selbstverständlich deckungsgleiche Größen. Das Ich versteht sich in seinem bewussten Wollen, in seinen Vorstellungen und Meinungen hinsichtlich der Welt und der eigenen Person. Unser Ich geht vom Bewusstsein aus. Es orientiert sich an den Meinungen, aber auch Wertungen, die ihm seitens seiner Erfahrungen im Leben und in der Auseinandersetzung mit der Welt zugänglich sind.

Der Gang einer Therapie, oft im Traum als ein Weg in die Tiefe erlebt, setzt sich zunächst mit der eigenen Schattenthematik auseinander. Es sind die Empfindungen, Bedürfnisse und Wünsche, die nicht zu einem idealen Bild vom eigenen Ich passen. Diese zu integrieren, ist der erste Schritt zum

Selbst. Aber bereits hier stolpern schon die meisten Menschen. Wer möchte anerkennen, dass Rivalität und Eifersucht, Machtbedürfnis und aktive Aggressionsbereitschaft zur eigenen Person gehören? Im weiteren Weg stehen die Komplexe im Mittelpunkt. Es sind all die Erfahrungen und Prägungen, die uns geformt haben. Sie können sowohl negativer als auch positiver Natur sein, aber es ist ein hartes Stück Arbeit, sich zu sagen, das bin ich auch. Im nächsten Schritt breiten sich die archetypischen Erfahrungen, zumeist in Bilderform aus, die einen kollektiven Schatz darstellen. Aber auch zu ihnen gehört ein dunkler und ein heller Pol, mit dem das Ich klärend umgehen muss. Erst dann ist der Zugang zum Selbst erreicht, ein Ziel, das den Menschen in seiner Ganzheit, in seinen bewussten und unbewussten Anteilen umfasst. Hier liegt das Ziel, dem wir uns im Laufe des Lebens annähern sollen, um zu einem tragenden Selbst-Bewusstsein zu finden.

3.2.2 Eifersucht und Rivalität, die Sehnsucht nach überragender Bedeutung

Der Weg der Verführung zu äußerem Glanz

In dem berühmten griechischen Mythos »Das Urteil des Paris« kommt es zu einer folgenschweren Entscheidung von Paris, die als Auslöser des trojanischen Krieges gilt.

Bei einer Hochzeit waren die olympischen Götter alle eingeladen bis auf Eris, die Göttin der Zwietracht. Gekränkt warf sie daraufhin einen Apfel in die Runde der Götter und Göttinnen mit der Aufschrift »der Schönsten«. Zwischen Hera, Athene und Aphrodite entbrannte daraufhin ein heftiger Streit um diese Auszeichnung. Zeus befahl schließlich dem Götterboten Hermes, den verstoßenen Sohn des Königs Priamos von Troja, Paris, als Schiedsrichter aufzusuchen. Paris war als Säugling ausgesetzt worden, weil ein Fluch auf ihn lastete, er würde das Ende Trojas zu verantworten haben. Die Entscheidung des Paris, der als einfacher Viehhirte lebte, fiel auf Aphrodite. Sie hatte ihm als Lohn die schönste Frau der Welt – nämlich Helena – zugesagt. Athenes Versprechen ruhmreicher Siege im Kampf und Heras Angebot machtvoller Herrscher zu sein, entsprach dem Wesen des schönen, aber weichen Königssohns nicht. Der Raub der Helena, die mit König Menelaos aus Sparta verheiratet war, löste den trojanischen Krieg aus.

Warum führt die Frage nach der Schönsten, zu einer derartigen Rivalität unter den Göttinnen, die mit allen Mitteln der Bestechung um diesen Titel kämpften?

Der Auslöser ist die Göttin Eris, die übergangen wurde. Das heißt, dass die Schatteneigenschaft, die die Göttin repräsentierte, nicht integriert, sondern ausgegrenzt wurde. Wie alle abgespaltenen negativen Eigenschaften drängt sich auch diese über eine dramatische »Explosion« ins Bewusstsein. Der »Zankapfel« verführt die drei lichtvollen Göttinnen in die Niederungen der aggressiv getönten Rivalität. Schönheit muss in diesem Zusammenhang als Frage nach dem höchsten Gut, der wertvollsten Eigenschaft verstanden werden. Wenn man die drei Göttinnen betrachtet, vertreten sie sehr unterschiedliche Werte, die archetypische Qualität haben.

Hera, in vormythischer Zeit eine machtvolle Erdgöttin, wachte in ihrer Rolle als Frau des Zeus über Beziehung und eheliche Treue. Es wird verständlich, dass sie darum über die zahllosen Liebschaften ihres Mannes empört, aber ihm gegenüber immer wieder versöhnlich war. Sie bietet als Qualität ihrer Schönheit die Macht zu herrschen, psychologisch steht dahinter möglicherweise Autonomie als Fähigkeit unabhängig zu sein und das eigene Leben selbst in die Hand zu nehmen. Für Paris als Sproß eines ehrwürdigen Königshauses ist verantwortliche Eigenständigkeit keine erstrebenswerte Haltung.

Athene, die Strategin, Göttin der Weisheit, Zeus aus dem Kopf geboren, ist eine klassische »Vatertochter«. Sie ehrt und schätzt ihren Vater, weshalb sie auch an sexuellen Beziehungen zu anderen Göttern nicht interessiert ist. Sie unterstützt selbstlos Helden im Überlebenskampf. Sie stärkt damit Männer in ihrem mutigen Einsatz gegen die Unbilden des Schicksals. Ihre Schönheit wäre die Fähigkeit des klugen Einsatzes eigener Kräfte, aber gleichzeitig auch die Bereitschaft, Vaterfiguren als mächtig anzuerkennen, und eigene Grenzen wahrzunehmen. Diese reflektierende Innenschau ist einem Paris fremd.

Aphrodite, die makellos Schöne vertritt mit ihrer Person die archetypische Sehnsucht nach äußerer Vollkommenheit. Sie verfügt über den magischen Gürtel, der ganz allgemein beziehungsstiftend ist. Das gilt nicht nur für die Liebe zwischen Mann und Frau, sondern gleichermaßen für die gleichgeschlechtliche Liebe und die Bezogenheit unter Menschen. Dieser Aspekt ist für den weichen, schönen Paris selbst bedeutsam. Als Viehhirte in der einsamen Natur hat er einen Bezug zu triebhaft animalischen Bedürfnissen und sieht in der vordergründigen Befriedigung dieser Wünsche offensichtlich den höchsten Wert. Darum erkennt er Aphrodite den Apfel zu.

Hera und Athene fühlen sich angesichts dieses für sie oberflächlichen Wertes verkannt, schmiedet sie aber gleichzeitig, wie wir es in Dreierkonstellationen kennen in der Feindschaft zu Aphrodite zusammen. Folgerichtig unterstützen sie im Kampf um Troja die Griechen, während Aphrodite die Trojaner begleitet.

Aber geht es in dieser rivalisierenden Auseinandersetzung tatsächlich nur um einen Machtkampf? Soll mit der Betonung ihrer Stärken lediglich ein Sterblicher bestochen werden, um den Göttinnen eine Steigerung ihres Selbstwertes zu erlauben? Eifersüchtiges Rivalisieren muss immer auch hinsichtlich eines anderen gedacht werden, um dessen Gunst es letztlich geht. In der Auseinandersetzung zwischen Geschwistern geht es auch immer um den Aspekt, von Vater oder Mutter mehr wertgeschätzt zu werden.

Könnte auch hier die Anerkennung durch den mächtigen Zeus Triebfeder für die rivalisierende Auseinandersetzung sein?

Wie drei Frauen, die um die Aufmerksamkeit und Anerkennung des Vaters rivalisieren und hinzu kommt noch die Ausgeschlossene, Eris, die mit ihrem Zankapfel plötzlich im Mittelpunkt steht. Zeus enthält sich der Entscheidung und delegiert sie an einen braven, schönen Hirtenjungen, königlichen Geblütes. Indem er weder schlichtet noch vermittelt, erhält er sich seinerseits Überlegenheit und Macht, wie es der patriarchalen Struktur entspricht. Der Hirte Paris, Abbild eines naturverbundenen jungen Menschen, steht für ein schlichtes, dem Triebleben nahestehendes Leben. Symbolisch könnte das auf einen noch wenig differenzierten Charakter hinweisen, der eine Entscheidung ganz nach seinem Instinkt und Gefühl trifft.

Warum lassen sich die Göttinnen in diesen Konflikt so hineinziehen, in dessen Folge Ehebruch, der Raub der Helena und schließlich der zehnjährige Krieg um Troja beginnt? Es wird verständlich, wenn wir uns die

Rahmenbedingungen des Patriarchats vor Augen führen, dem damals selbst machtvolle Göttinnen unterworfen waren. Werden nicht auch heute noch Mädchen oftmals auf ein freundliches, angepasstes und liebenswürdiges Wesen und Verhalten reduziert? Erlaubt man ihnen selbstverständlich eine »Ronja Räubertochter«? Kraft, Durchsetzungsvermögen, Entschlossenheit, das klare Vertreten eines Standpunktes wird auch heute noch sehr viel selbstverständlicher mit dem Männlichen verbunden. Und es sind wiederum Mütter, die ihre Söhne und Töchter so erziehen.

Viele Frauen lassen sich heute noch immer festlegen auf das Attribut, »die Schönste« sein zu müssen. Das kann nur dann gelingen, wenn sie ihre anderen Attribute nicht kennen oder nicht wertschätzen. Dann aber entsteht zwangsläufig Eifersucht, Neid und Rivalität, weil das Ziel darin besteht, den Männern zu gefallen, und diese wiederum werden gemäß dem patriarchalen Muster ihrerseits auf eine ähnliche Einseitigkeit festgelegt, die sie im Grund heute immer weniger übernehmen wollen. Im beruflichen oder privaten Feld, in der medialen Welt und in der Öffentlichkeit werden Rivalitätskonflikte unter Frauen oft mit unerbittlicher Härte geführt – und die Umstehenden schauen, manchmal hilflos zu, was da so eskalieren kann. Eine archetypische Situation zwischen Athene und Aphrodite unterstreicht diese Aktualität: Zeus ermahnt Aphrodite, als sie sich in den trojanischen Krieg aktiv einbringt und verletzt wird, sie möge sich doch auf ihre Rolle einer Schönen besinnen und das Kämpfen anderen überlassen. Und Athene verweist Aphrodite ihrerseits in die Schranken, als diese heimlich webt und damit ihre Rolle, nur schön und verführerisch zu sein, zugunsten von gestaltender Aktivität verlässt.

Dies archetypische Thema weist uns darauf hin, dass Frauen den Umgang miteinander differenzierter überprüfen sollten. Statt Rivalität wird Solidarität notwendig. Dann wird auch das Männliche aus seiner patriarchalen Dominanz entlassen und kann sich in Möglichkeiten entwickeln, die angesichts seiner Rolle als starker Held bisher zu wenig gelebt wurden.

Dass Schönheit als Machtmittel eingesetzt wird, um einen mächtigen Mann an sich zu binden, bei gleichzeitiger Preisgabe der eigenen Macht, zeigt letztlich die Selbstunsicherheit in Bezug auf die eigene weibliche Potenz, die sich nicht auf ein einziges Attribut reduzieren lässt. Neben dem mühsamen Weg einer Herauslösung aus patriarchalen Beziehungsmustern für Mann und Frau, steht die Überzeugung einer Gleichwertigkeit, die auf das gefallen Wollen verzichten kann. Parallel würde weibliche Solidarität die Chance in sich tragen, auf eiferndes Rivalisieren als Kompensation von Unterlegenheitsgefühlen zu verzichten. Schwesterliche Verbundenheit im Wissen um eine Gleichwertigkeit der Geschlechter ermöglicht Ziele anzusteuern, die die Rettung unseres Planeten im Zentrum haben, nicht mehr ein egoistisches »die Schönste« sein.

Aus einem ganz anderen Kulturkreis stammt die Sigurdsage, die gleichermaßen das Thema Rivalität unter Frauen behandelt. Sie unterstreicht die archetypischen Wurzeln, die bereits im »Urteil des Paris« erkennbar waren. In der Sigurdsage, die im Nibelungenlied variiert wird, führt es zum Tod des Helden Sigurd und zur unversöhnlichen Rache Gudruns und den Tod vieler Männer, wobei sie selbst ihre Brüder nicht schont.

Sigurd bezwang Brynhild, die machtvolle Walküre und Tochter des Wotan. Weil sie sich gegen den Willen des Vaters aufgelehnt hatte und nicht dem alten König Helmgunnar, sondern dem jungen Agnar zum Sieg verhalf, verurteilte Wotan sie dazu, sich vermählen zu müssen, wie eine gewöhnliche Frau, was für eine Walküre eine Schande war. Wotan legte um sie einen Feuerwall und versprach ihr, dass nur derjenige, der in der Lage sei, diesen Feuerwall zu durchschreiten ein würdiger Ehemann für sie sei. Sigurd, der mutige Held wagte es und erweckte die schlafende Walküre zu Leben und Liebe. Sigurd wusste, dass Brynhild als Tochter Wotans neben ihren kämpferischen Fähigkeiten über geistige Kenntnisse verfügte. So lernte er bei ihr viele Geheimnisse und die Weisheit der Runen. Eine moderne Partnerschaft, in der sich zwei Partner in gemeinsamer Stärke verbinden? Jedenfalls versprachen sie sich wechselseitige ewige Treue.

Aber Sigurd verliebte sich am Hof des Königs Gjuki in die schöne Gudrun und vergaß Brynhild und sein Versprechen. Mit seiner Hilfe durchbrach Gunnar, ein Bruder Gudruns erneut den Feuerkranz, Sigurd nahm die Gestalt Gunnars an und wurde so zum Mann Brynhilds. Diese ergab sich in ihr Schicksal, jetzt einem anderen anzugehören – vom Rollentausch hatte sie nichts bemerkt.

Sigurd heiratete Gudrun, die sanfte, ihn anbetende Frau. Gunnar verband sich mit der starken Brynhild, die ihn letztlich verachtete. Die Rivalität beider Frauen rankte sich um die Frage, wer den bedeutenderen Mann habe. Sigurd und damit Gudrun schien unterlegen zu sein, weil er nur Vasall des Königs Gunnar war. Daraus leitete Brynhild das Recht ab, weiter oben im Fluss ihre Haare zu waschen und Gudrun das Schmutzwasser zuzumuten. Erbost enthüllte Kriemhild den Betrug. Sigurd war der Stärkere und hatte nur in der Gestalt Gunnars den Feuerwall durchritten. Brynhild in ihrem Selbstwert gekränkt, fühlte sich ihrer Ehre beraubt und sann von da an über Rache und trachtete von da an danach, Sigurd töten zu lassen. In gnadenlosem Rachedurst forderte Brynhild, die Betrogene, den Tod Sigurds. Abweichend von der Nibelungensage wurde Sigurd im Schlaf ermordet. Das Ende ist ähnlich wie das im Nibelungenlied. König Atli heiratete Gudrun. Sie lud ihre Brüder ins Hunnenland ein und ließ sie dort erschlagen. Auch wenn Gudrun in der Sigurdsage noch weiterlebt, wird sie nie wieder glücklich. Das Bedürfnis nach Macht, und das Moment der Rivalität fand im hochsymbolischen Thema des Haarewaschens seinen Niederschlag. Haare bedeuten symbolisch den Sitz von Kraft Macht und Stärke. Diese Haarpracht in sauberem Wasser zu waschen, dürfte die Bedeutung der Überlegenheit unterstreichen. Gudrun weigerte sich das Schmutzwasser der Konkurrentin zu benutzen, in der symbolisch zu verstehenden Befürchtung, damit ihre Unterlegenheit zu bestätigen. Das Thema beider Frauen ist als ein Wettstreit hinsichtlich von Stärke, Macht und Wert zu verstehen. Es geht dabei jedoch weniger um die eigenen Fähigkeiten als um die Stärke des Partners. Bei aller Eigenständigkeit des Weiblichen, gerade auch in der nordischen Mythologie, stimmt es nachdenklich, dass erst das Männliche, dem man zugehörig ist, den eigenen Wert ausmacht. Hier mutet die Rivalität zwischen den Göttinnen Hera, Athene und Aphrodite wesentlich autonomer an. Trotzdem bleiben die verheerenden Folgen die gleichen.

> Ich träume, ich bekomme von meiner Schwester etwas zu trinken. Es sollte Kaffee sein, aber es ist ein kleines Glas mit Flüssigkeit drin in dem etwas ekliges Rundes liegt. Ich werde so wütend, dass ich ihr am liebsten an die Gurgel will! Während ich so wütend bin, halte ich inne und sage zu ihr: die Schwester-Rivalität kommt aus der Mutter-Richtung, das ist ihr Erbe!

Die 20 Jahre alte Träumerin berichtete von ihrer maßlosen Eifersucht im Blick auf die zwei Jahre jüngere Schwester. Jene sei immer seitens der

Mutter bevorzugt gewesen. Bei Auseinandersetzungen habe die Träumerin immer den Kürzeren gezogen. Sie habe der Schwester gegenüber zu wenig Verständnis gezeigt. Die Mutter habe förmlich suggestiv geäußert, dass es ihr doch Spaß machen müsse, für die kleinere Schwester zu sorgen. Diese habe sie jedoch ihrerseits immer gestört und gewollt, dass sie mit den Freundinnen der großen Schwester genauso kommunizieren dürfe. Sie habe ihr oft den Tod gewünscht, aber immer dabei ein schlechtes Gewissen gehabt. Eine Leidensgeschichte, die sich in vielen Geschwisterkonstellationen wiederholt!

Der Traum zeigt deutlich, dass Eifersucht und Rivalität archetypische Themen sind. Für die Patientin relativierte diese Tatsache die Schuldgefühle. Es wurde ihr klar, dass die Wut auf die Schwester einem nicht eingestandenen Affekt gegenüber der Mutter entsprach. Als ich mich stellvertretend als Übertragungsobjekt anbot, schaute sie mich zunächst zweifelnd an und äußerte dann mit einem befreiten Lachen »da müssen sie sich aber warm anziehen«!

Eine wesentlich jüngere Träumerin, 13-jährig, setzte sich mit der gleichen Thematik mit etwas anderem Schwerpunkt auseinander.

> Meine Schwester zieht meinen Lieblingspulli an und ich sage ihr, sie soll ihn ausziehen, ich habe ihr das nicht erlaubt. Ich werde wütend, weil sie eher schnippisch reagiert. Ich packe sie regelrecht und drohe ihr mit einem Pfannenwender. Sie sagt zu mir: ist ja kein Wunder, dass zu dir keine Lichtgestalt kommt, wenn du so eine Zicke bist.

Die Träumerin war zunächst sehr betroffen, konnte sich jedoch eingestehen, dass sie auf ihre vier Jahre ältere Schwester enorm eifersüchtig war. Sie, so sagte sie, wäre eigentlich diejenige, die sich immer wieder Klamotten von ihrer Schwester ausleihe und vergesse, sie zurück zu geben. Außerdem würde sie sie glühend beneiden, weil sie immer wieder so nette Freunde habe und sie stünde dann im besten Fall als dumme kleine Schwester da. Der »Pfannenwender« war das Stichwort, das Erkenntnis vermittelte. Sollte die Patientin erkennen, dass der Traum ihr in der Projektion auf die Schwester die eigene Schattenseite bewusst machen wollte? Sie stimmte dem zögernd zu, äußerte jedoch dann triumphierend: »Meine Schwester wird immer die ältere bleiben, aber irgendwann bin ich auch mal 17 und dann werden schon eine oder sogar mehrere Lichtgestalten auftauchen!«

3.2.3 König Minos und die Notwendigkeit des Opfers

Minos war ein Sohn des Zeus und der Europa. Zeus hatte sich einst in einen Stier verwandelt und entführte die schöne Königstochter Europa nach Kreta. Minos, einer der drei Söhne, wurde König auf Kreta.

Poseidon, der Bruder des Zeus und Beherrscher der Meere, sandte einen wunderbaren Stier über das Wasser mit dem Befehl, ihm die Meeresgrotte zu opfern. Der Stier war jedoch so eindrucksvoll, dass Minos ihn nicht opfern wollte, sondern stattdessen einen anderen, weniger schönen Stier wählte. Poseidon war darüber so erbost, dass er die Frau des Minos, Pasiphae in unstillbare Liebe zum Stier stürzte. Dädalos, der kunstfertige Erfinder gestaltete darum eine täuschend lebendig erscheinende Kuh, in die Pasiphae kroch und sich vom Stier begatten ließ. Das Ergebnis war der Minotauros, ein Wesen halb Mensch halb Tier, bedrohlich in seiner Doppelgestalt, weshalb Minos ihn in das berühmte kretische Labyrinth verbannte.

Wie ist dieser Mythos symbolisch zu verstehen? Minos, ein Sohn des Olympiers Zeus, wollte die göttliche Überlegenheit des Onkels Poseidon nicht anerkennen. Möglicherweise wähnte er sich als Sohn des Zeus dem Poseidon überlegen und verkannte das Thema der rivalisierenden Brüder um Macht und demonstrative Stärke. Sollte er darum den Stier opfern, um Poseidon in seiner Kraft als gleichwertigen Bruder des Zeus Wert zu schätzen?

Die Strafe von Poseidon, der den Stier Minos als Bestätigung seiner Königswürde geschickt hatte und ihn danach als Opfer verlangte, trifft zunächst nicht den besitzgierigen und größenwahnsinnigen Minos selbst, sondern seine Frau Pasiphae, »die Strahlende«, Tochter des Sonnengottes Helios. Sie muss die Strafe für seinen Betrug übernehmen.

Der Opferbetrug hat jedoch noch weitergehende tragische Folgen. Der Stier des Poseidons wurde offenbar angesichts seiner göttlichen Kräfte so gefährlich, dass die Kreter ihn auf dem Peloponnes aussetzten. Ein Sohn des Minos kam im Kampf mit dem Stier ums Leben, was Minos in rasende Wut versetzte. Er verlangte von den Athenern als Strafe, dass alle neun Jahre sieben Jungen und sieben Mädchen dem Minotauros geopfert werden.

Der mutige Schritt zur gelingenden Heldentat, um dieses grauenvolle Opfer zu beenden, wird von Minos Tochter Ariadne gemacht, die Theseus hilft, weil sie sich in ihn verliebt. Er seinerseits hat vorher – auf Anraten des Orakels von Delphi – Aphrodite, die Göttin der Liebe, geopfert und macht sich aus Athen auf, um den Minotaurus zu töten. Die Verliebtheit von beiden bündelt für diese Aufgabe Kräfte von weiblicher Intelligenz und List und männlicher Kraft, denn sie gibt Theseus ein Wollknäuel mit, damit er nach vollbrachter Tat den Rückweg aus dem Labyrinth sicher findet.

Sollte König Minos mit dem Opfer anerkennen, dass Väter als Angehörige der älteren Generation in ihrer Macht respektiert werden wollen? Das scheint mir jedoch eine vordergründige Deutung zu sein, die einem patriarchalen Weltbild entspricht und möglicherweise die tiefergehende archetypische Deutung verkennt.

Der Stier dürfte als Symbol vitaler männlicher Kraft verstanden werden. Er steht für das prometheische Bedürfnis, sich auf eine Stufe mit dem Göttlichen zu stellen und die Grenzen, die dem Menschen gesetzt sind, zu negieren. Der vordergründige Betrug ist ein immer wiederkehrendes Motiv in der griechischen Mythologie. So hat Tantalos, ein Liebling der Götter, jenen seinen zerstückelten und gekochten Sohn zur Speise vorgesetzt, um ihre Allmacht zu prüfen und gleichzeitig infrage zu stellen. Diese Grenzen sprengende Herausforderung, die familiäre und ethische Beziehungsgesetze missachtet, bezahlte er mit nicht enden wollender Qual im Tartaros: Wasser reichte ihm bis zum Kinn, wenn er jedoch trinken wollte, wich es zurück. Die Früchte eines Baumes waren zum Greifen nah, wenn er sich jedoch danach streckte, wichen sie in unerreichbare Höhe.

Das Opfer des Stieres müsste vor diesem Hintergrund von Minos als die unumstößliche Wahrheit göttlicher Überlegenheit anerkannt werden. Vor der Transzendenz wird tricksen sinnlos. In das Geschick, Menschsein in seiner Begrenzung zu akzeptieren, muss man sich schicken, selbst in der Vorstellung eines Gottes Kind zu sein.

Die Grenzen unserer Allmachtsfantasien müssen anerkannt werden. In vielen Beispielen erleben wir bis heute die Ohnmacht angesichts von Naturkatastrophen, die wir nur in ihren Folgen verarbeiten, aber kaum in ihren Ursachen auflösen können.

Ich stehe in einer Art Dreieck an der Spitze. Vor mir steht ein Stier und schaut mich an. Das Dreieck war auf den Boden gemalt. Der Stier hätte mich überrennen können, aber er rannte an mir vorbei.

Für mich war sehr überraschend, dass dieser Traum von einem 13-jährigen Mädchen geträumt wurde. Sie beschäftigte sich angesichts der anstehenden Konfirmation sehr mit dem Spannungsverhältnis zwischen ihren erwachenden sexuellen Bedürfnissen und der Sehnsucht nach Geborgenheit in einer sie überzeugenden religiösen Haltung.

Sie fragte nach diesem Traum nach der Bedeutung des Dreiecks, sie würde es immer noch vor sich sehen, es sei mehrmals gemalt, wie eingebrannt in den Boden gewesen.

Ich konnte ihr zur Symbolik der Zahl drei vermitteln, dass es sich hier um ein geistiges Moment handeln würde, das in früheren Bildern häufig genutzt wurde, um Gottnähe anzudeuten. Es würde dann als das Auge Gottes auf der Stirn gedeutet. Manchmal sei dieses Auge auch in das Dreieck hineingemalt. Die Jugendliche hörte aufmerksam zu und sagte dann nach einer Weile des Nachdenkens: »Kann der Stier dann eine andere Seite zeigen, und ich muss diese beiden Seiten unter einen Hut kriegen?« Ich war sehr beeindruckt von dieser spontanen Erkenntnis und nickte nur bestätigend im Vertrauen auf die selbstheilenden Kräfte der Psyche.

Vom Sinn des Opfers – Was kann uns dieser Mythos als Erkenntnis vermitteln?

Sind Opfer mit Betrug verbunden oder ist nicht der ganze Mensch von diesem Ritual als eine innere Notwendigkeit ergriffen, entstehen psychische und emotionale Verwirrungen, seelische Lähmungszustände oder das Verharren in überholten Denk- und Lebensformen. Der Mythos von Minotaurus zeigt, welche Auswirkungen das eigensüchtige, lediglich auf persönlichen Gewinn ausgerichtete Verhalten König Minos hatte. Vordergründig sollte der Stier der Veredelung seiner eigenen Herde dienen. Erst das echte Opfer, im Sinne einer Verwandlung der veralteten Königsmacht in eine neue, lebendige Form, hätte Entwicklung bedeutet.

Ein echtes Opfer hätte somit ein wirkmächtiges Wandlungsgeschehen initiiert, welches Altes, Überlebtes umformt und Neues ermöglicht. Auf die heutige Zeit übertragen, würde dies zum Beispiel das Ablegen alter Verhaltens- oder Fühlweisen bedeuten, die nicht mehr angemessen sind.

Wenn Altes, Abgelebtes aus eigener Überzeugung losgelassen wird, zugunsten eines reiferen Fühlens, Denkens und Verhaltens, dann bewahrheitete sich der Sinn des Opfers als archetypische Wahrheit. Der Sinn des Opfers ist die Weiterentwicklung einer abgelebten Lebensform in eine nächste höhere und differenziertere Form, welche neue Erfahrungen erlaubt.

Der Keltische Kulturbereich kannte ebenfalls das Stieropfer und seine Wandlung. Anschaulich ist es auf der Bodenplatte des berühmten silbernen Opferkessels von Gundestrup festgehalten. Dargestellt ist ein zusammengebrochener mächtiger Stier (Clarus 1991, S. 129). Ohne Hörner liegt er auf einer Wiese, über ihm eine wirbelnde weibliche Figur mit Schwert und Hund. Unter ihm befindet sich ein echsenartiges Wesen und ein Hund in embryonaler Stellung. Der Wandlungscharakter des Stieropfers wird hier vermutlich über das Fehlen seiner Hörner als Machtsymbol ausgedrückt, bei gleichzeitig hervorgehobenen Hoden, Symbol des zeugenden Prinzips. Das Opfer vollzieht eine weibliche Druidin, die durch die Art der Darstellung die Dynamik des Wandlungsprozesses unterstreicht.

Das neue aufkeimende Leben wird durch den kleinen Hund und das echsenartige Tier, die beide vorgeburtliche Bedeutung haben könnten, sowie die Blüten und Blätter angedeutet. Die Kelten achteten die Frauen und ihre weibliche Potenz als lebensspendende Kraft, im Abbild der Natur in ihren Rhythmen und Zyklen, die die Notwendigkeit eines sich ständig bewegenden Wandlungsgeschehens, als lebenserneuernde Kraft zeigt. Das Opfer war zentraler Teil dieses lebenserneuernden Rituals. Die Druidinnen und Druiden hatten diesen kraftvollen, naturnahen und mit hohem intuitivem Wissen verbundenen Zugang zu den Gesetzen der Natur und ihrer Wirkung, ähnlich wie die Etrusker. Das Opfern des Alten zugunsten von etwas Neuem ist eines der Grundmuster des Lebens, des Werdens und Vergehens und wird durch den Bilderzyklus des Kessels bildlich verdeutlicht. Ebenso ist der Kessel selbst im keltischen Mythen- und Sagenkreis Ort und Symbol für ein Wandlungsgeschehen.

Eine andere Art von Opfer, die Selbstaufgabe, um tiefgehende Erkenntnisse zu sammeln, lässt sich anschaulich am Mythos vom Hänge-Opfer Odins, dem Göttervater der Germanen zeigen.

Odin, immer auf der Suche nach neuen Erkenntnissen und umfassenderen Wissens, die das Geheimnis von Leben und Tod in sich schlossen, hing neun Tage und Nächte am windigen Baum, der Weltenesche Yggdrasil, bis er schließlich, völlig erschöpft, kopfunter hängend unter sich die zauberkräftigen Runen ertastete. Die Runen, »sprechende Stäbe«, vermittelten ihm ein neues Wissen magischer Art. Die »Selbstaufgabe«, die auf das Aufgeben des alten Ichs hindeutet, erinnert an Initiationsriten, Einweihungsrituale oder Meditationstechniken einst und jetzt. Kein bewusster Prozess hilft nun mehr, um neue Erfahrungen zu machen. Einsamkeit und Selbstaufgabe sind hier notwendige Voraussetzungen für neue Erkenntnisse. Das Neue, die Runen, kann Odin erst ahnend, tastend am Boden finden, als er völlig entkräftet ist.

So manche verfahrene Situation löst sich erst dann, wenn man aufgibt oder anerkennen muss: so geht's nicht weiter, ich kann nicht mehr, ich lasse los. In Krisen, in depressiven Phasen, die von Gefühlen der Ohnmacht, der Verzweiflung und Einsamkeit begleitet sind, zeigt sich das Neue zögerlich erst unter vorheriger Aufgabe der bisher bekannten Denk- und Handlungsweisen. Die neuen, aufkeimenden Möglichkeiten müssen dann tastend, fühlend erahnt werden.

Opferträume treten zumeist dann auf, wenn eine notwendige psychische Weiterentwicklung ansteht, wenn ein Entwicklungsschritt in einer bestimmten Lebensphase angemahnt wird.

> Es geht darum, im Wald einen Stier zu opfern. Mir ist irgendwie mulmig. Dann bin ich auf einer Hochzeitsgesellschaft, wir sollen alle blau/gelb tragen. Ich will auch nicht im roten Jackett dort hin. Ich weiß gar nicht, wie man so heiraten kann. Dann taucht wieder das Thema Stieropfer auf und ich denke: na, dann essen wir halt davon, wenn wir ihn schon gegrillt haben.

Der Träumer, ein 14-jähriger Jugendlicher, mitten in der Pubertät, zeigt in diesem Traum deutlich sein emotionales Schwanken. Er steht sichtbar vor der Frage, ob mit dem geforderten Stieropfer etwas Altes, was ihm möglicherweise Sicherheit gab, aufgegeben werden kann. Der Ambivalenz, die sich im »mulmigen« Gefühl spürbar abbildet, versucht er durch einen Szenenwechsel auszuweichen. Die Unsicherheit und Verwirrung hält jedoch als zwiespältige Wahrnehmung an. Wie ist es richtig, sich zu kleiden? Oder ist es eine Lösung, die ganze Hochzeit, als merkwürdig zu erklären und damit einer Entscheidung auszuweichen?

Archetypisch geht es bei dem Pubertierenden mit ziemlicher Wahrscheinlichkeit um das altersspezifische Schwanken zwischen dem Wunsch, im Alten, der vertrauten Kindheit zu verharren, oder sich auf Neues, Unbekanntes einzulassen. Die scheinbare Lösung, das Opfer über das Verspeisen mit einer List zu umgehen, hat eine archetypische Parallele:

Zeus, der oberste der Götter, forderte als Opfer das beste Fleisch der Tiere. Prometheus, der den Menschen das gute Fleisch zuspielen wollte, packte es in einen unansehnlichen Magen, während er die minderwertigen Innereien und Knochen mit reichlich Fett zudeckte. Der Betrug gelang, Zeus entschied sich für den verführerischen Fetthaufen. Das Opfer wurde zur Farce.

In einer gewissen Resignation sich das gegrillte Fleisch des Tieres einzuverleiben, erlaubt keine Klärung der ambivalenten Gefühle. Pubertierende stehen vor der Aufgabe, sich eindeutig für etwas zu entscheiden. Das heißt aber auf der anderen Seite auf weitere Möglichkeiten zu verzichten. Und Verzicht fällt schwer!

Zusammenfassung

Eifersucht und Rivalität entspringen einem eingeschränkten Selbstwertgefühl. Nicht selten wird das, was man hat, gering erachtet, wohingegen die Eigenschaften anderer als höhere Werte eingestuft werden. Statt sich des eigenen Wertes bewusst zu sein, wird die Bestätigung durch ein Urteil von außen erwartet. Diese Problematik ist offensichtlich eine archetypische und wiederholt sich in entsprechenden Träumen im Hier und Jetzt.

Eine Opferhaltung symbolisiert die Bereitschaft, sich von etwas zu lösen, was einem lieb und wert ist. Damit verbunden ist die Bereitschaft zum Verzicht. Das Stieropfer im Mythos ist Sinnbild dafür, sich dem göttlichen

Willen in Gestalt des Meeresgottes Poseidon zu unterwerfen. Indem Minos, innerlich vertrauend auf seine Stärke als Zeussohn, Poseidon täuscht, maßt er sich eine Überlegenheit an, die ihm nicht zusteht und die er mit dem Wahn seiner Frau teuer bezahlen muss. Mit dem Mischwesen des Minotauros wiederholt sich das Thema des Opfers und fordert eine mutige Konfrontation. Das Labyrinth ist ein Symbol für die wahnhaften menschlichen Verstrickungen, die Begrenzung nicht wirklich anerkennen können. Das Opfer hat demnach eine doppelte Bedeutung: Zum einen soll etwas losgelassen werden, zum anderen muss aber unterschieden werden, ob nicht die mutige Konfrontation die adäquatere Haltung ist, um ein Problem zu lösen. Das ist nur mithilfe eines reiferen Ichs möglich, das sowohl wahrnehmen als auch unterscheiden kann.

Literatur zur vertiefenden Lektüre

Bolen, J.S. (2005). *Feuerfrau und Löwenmutter*. München: dtv.

Clarus, I. (2000). Opfer, *Ritus, Wandlung. Eine Wanderung durch Kulturen und Mythen.* Düsseldorf: Patmos Verlag.

Dahn, F. & Dahn, T. (2010). *Germanische Götter- und Heldensagen*. (2. Auflage). Wiesbaden: Matrix.

Dietrichs, A. (2010). *Liebschaften der Antike*. Mainz: Philipp von Zabern.

Howatson, M.C. (1996). *Reclams Lexikon der Antike*. Stuttgart: Philipp Reclam.

Kern, H. (1999). *Labyrinthe*. (4. Auflage). München: Prestel.

Lutz, C. (1983). *Eifersucht und Rivalität in der Familie*. In: Schmid, H. (Hrsg.). *Wege zur Identität. Eifersucht und Rivalität in der Familie.* Würzburg: Königshauses und Neumann. S. 153–172.

Mudrak, E. (2003). *Nordische Götter- und Heldensagen*. (23. Auflage). Würzburg: Arena.

Obleser, H. (1993). *Odin*. Waiblingen: Stendel.

Zingsem, V. (2008). *Göttinnen großer Kulturen*. Köln: Anaconda

Weiterführende Fragen

- Fehlt in einer Zeit, die signalisiert, dass alles machbar ist, die Bereitschaft, in der Fülle auf etwas zu verzichten? Können Sie aktuelle Beispiele nennen, die diese Problematik unterstreichen?

- Können Sie Gründe angeben, die aus psychologischer Sicht diesen archetypischen Aspekt nachvollziehbar machen?
- Erklären Sie aus psychologischer Perspektive die bereits seit der Antike bis heute zu beobachtende Faszination durch ein Labyrinth.
- Gibt es andere mythische Erzählungen zum Thema Eifersucht und Rivalität, zum Beispiel auch unter Männern?

3.2.4 Der Minotauros und das Labyrinth

Der Minotauros im verwirrenden Labyrinth forderte alle neun Jahre den Tribut athenischer Jünglinge und Jungfrauen. Damit erweiterte sich die Notwendigkeit einer Anerkennung des Opfers bis zum Ich- und Selbstverlustes, symbolisiert in der Unentrinnbarkeit des Labyrinthes und des Gefressenwerdens seitens des Minotauros. Theseus, der athenische Königssohn wagte den Schritt einer Konfrontation und damit die Auflösung eines offensichtlich überlebten Wiederholungszwanges.

Ich-Identität verlangt Auseinandersetzung und Abgrenzung, um den Weg zum eigenen Selbst zu finden. Das Labyrinth ist in diesem Zusammenhang ein Bild für die Schwierigkeit innerhalb von vielen Möglichkeiten das der eigenen Person Angemessene zu finden. Um sich nicht hoffnungslos zu verlieren, braucht es Orientierung von außen, den berühmten roten Faden der Ariadne, der Tochter der Minos. Dieser rettende Faden symbolisiert in seiner Röte das Moment liebevoller Beziehung. So kann es gelingen, nicht nur über die kämpfende Auseinandersetzung sich selbst, auch in seiner Tiernatur zu begreifen, sondern dann auch den Weg wieder nach außen, zum eigenen Ich zu finden. Die so errungene Freiheit ist jedoch noch nicht das Ziel. Die Gefahr, auf dem Weg zur persönlichen Reife auf halbem Weg stecken zu bleiben, wird symbolisch in der Fortsetzung des Mythos dargestellt. Theseus kann die Dankbarkeit gegenüber einer liebevollen Beziehung, die ihm über die Dauer den Weg zu sich selbst eröffnen könnte, nicht in der ganzen Tiefe eine bezogene Hingabe spüren und verlässt Ariadne auf der Insel Naxos. Er bleibt in narzisstischer Weise selbstbezogen, was zu einem tragischen Ende einer liebevollen Vater-Sohn- Beziehung führt. Theseus vergisst, die schwarzen Segel, die auf dem Weg nach Kreta aufgezogen waren, mit weißen Segeln zu vertauschen. Der Vater, in der Annahme, sein Sohn sei ein Opfer des Minotauros geworden, stürzt sich ins Meer. Hat damit Poseidon das ihm zustehende Opfer gefunden? Muss eine echte Opferhaltung immer von Liebe und Beziehungsbereitschaft begleitet sein, um progressive Entwicklung zu unterstützen?

Vielleicht geben zwei archetypische Träume eines 15-Jährigen eine weiter reichende Erklärung:

> Ich lebe auf einer Insel, auf einem Hügel. Am Strand war ein Boot. Ich fahre mit einem Motorrad fort. Als ich zurückkomme, finde ich die ganze Gegend verbrannt, verkohlte Bäume und Häuser, alles schwarz und grau und düster. Ich stehe auf einer Anhöhe und sehe mir das an und weiß nicht mehr weiter.
>
> Ich gehe durch eine Art Urwald ohne Weg und Steg und fühle mich hilflos und verzweifelt. Da hörte ich ein tröstendes Lied, aber ich hörte keine Worte, nur wie eine Melodie. Und dann kam ich zu einem runden Platz, eine Art Lichtung und die Wege gingen sternförmig ab und plötzlich wusste ich den richtigen Weg, weil die Töne wie ein Wegweiser waren. Ich habe mich nicht mehr umgedreht und die Melodie wurde immer leiser und war nicht mehr zu hören. Ich dachte, ich brauche sie ja auch nicht mehr, aber eigentlich war es wie ein Gefühl von Traurigkeit, obwohl ich plötzlich auf einem freien Feld stand.

Die Ausgangssituation des ersten Traums beschreibt die Situation der vollständigen Desorientiertheit. Offensichtlich sind alle Versuche, über die optische Wahrnehmung einen Weg zu finden, der zum Ziel führt, wofür das Motorrad stehen mag, gescheitert. Vielleicht ist damit auch die einseitige rationale Einstellung gemeint, die in einer emotionalen Verwirrung keinen Ausweg bietet. Es scheint notwendig, einen anderen Sinneskanal zu nutzen. Hören ist eine wichtige Funktion, die erlaubt, zunächst nur aufzunehmen. Es sind im Traum keine Worte, die bereits konkrete Hinweise oder Anweisungen geben, sondern lediglich Töne, die zu einer Lichtung im Urwald führen. Man kann annehmen, dass damit ein inneres Zentrum erreicht werden konnte, das einen Überblick erlaubt. Indem weiter auf den leiser werdenden Klang gelauscht wird, findet der Jugendliche von diesem zentralen Punkt, der sternförmig verschiedene Möglichkeiten anbietet, den Weg, der in seine persönliche Freiheit führt. Beeindruckend ist das Moment der Traurigkeit, als die wegweisende Melodie verstummt. Er braucht sie offenbar auch nicht länger, denn mit ihrer Hilfe hat er das freie Feld, vermutlich ein Synonym für Autonomie, erreicht. Aber der Erwerb der Eigenständigkeit ist auch immer ein Verlust von Abhängigkeit im Sinne von Geborgenheit. Es muss etwas geopfert, losgelassen werden, um eine neue Stufe der Selbstwerdung zu erreichen.

Der pubertierende Jugendliche war zu Beginn der Therapie zwar hochbegabt, aber Mobbing Opfer. Die Ursache lag in seinen arroganten, selbstgefälligen verbalen Äußerungen, mit denen er seine Klassenkameraden entwertete. Sie ihrerseits reagierten mit Ausgrenzung und phasenweise körperlicher Gewalt. Die außerordentlich bemühten Adoptiveltern waren verzweifelt. »Wir versuchen ihm alle Liebe zu geben, aber wir können die Situation nicht ändern. Alle Versuche zu helfen, zu klären, zu unterstützen sind gescheitert. Unser Sohn äußert immer häufiger Suizidgedanken.«

Der Jugendliche wie die Eltern hatten sich in einem labyrinthischen Urwald verstrickt und fanden keinen Ausweg.

In der Therapie offenbarte sich der Jugendliche in seiner vollkommenen Hilflosigkeit. »Ich weiß nicht mehr ein und aus, am liebsten wäre ich tot.«

Wir konnten herausarbeiten, wie sehr er sich im Dickicht seiner hilflosen Versuche, einen Ausweg zu finden, verrannt hatte. Er erkannte, dass seine aus Hilflosigkeit geborenen Provokationen den Teufelskreis von Aggression und Angst immer neu belebten. In berührenden Sandbildern, an die sich tief gehende Reflexionen anschlossen, konnte er allmählich bewusster mit sich selbst umgehen und auf die Projektionen der »Bösen draußen« verzichten. Reagierte er zunächst sehr bezogen auf die Therapie und äußerte, dass er ohne diese positive, nicht urteilende Begegnung keinen Weg aus dem Dilemma gefunden hätte, kippte die Beziehung zunehmend in Entwertung bis hin, dass er mein Grab zeichnete und darauf mein Todesdatum für ein Jahr später festlegte. »Es ist ja schön, dass Sie mir geholfen haben, das will ich zugeben, aber schließlich wurden sie dafür auch gut bezahlt, von daher kann ich jetzt gehen.« Etwas herablassend war er bereit, die Therapie fortzusetzen. »Eigentlich gibt es ja keinen Grund mehr, ich komme mit meinen Klassenkameraden gut zurecht«, äußerte er, aber wenn sie unbedingt wollen…« Als mein fiktives Todesdatum überschritten war und ich »bedauerlicherweise« wie ich mit einem Lächeln meinte, überlebt hatte, konnte er die notwendigen Schritte in die Eigenständigkeit machen und den Ablösungsprozess von Eltern und Therapeutin in Selbst-Bewusstsein wagen.

> Ich befinde mich in einem Raum, er erscheint wie ein Tunnel, wird zu einem Labyrinth.
>
> Am Eingang steht ein großer Hund. Ich begehe das Labyrinth, es ist ein gewundener Weg. Ich wiederhole es immer wieder. Der Hund ängstigt nicht.
>
> Ich träumte im Traum, dass ich träumte.
>
> Vor mir war eine Frau, zu der ich sagte, ich wisse nicht, ich könne nach links oder rechts, nach oben oder unten gehen. Sie meinte, das sei das Rätsel.

Beide Träume stammen von einer zum damaligen Zeitpunkt 20-jährigen jungen Frau, die bereits seit fast zwei Jahren in meiner therapeutischen Behandlung war. Ihre Hauptsymptome waren phobische Ängste, insbesondere vor Hunden. Ihr fiel es nicht schwer, die Träume selbst zu deuten. »Das Labyrinth steht wohl für die Suche nach mir selbst. Aber vielleicht schützt mich meine Hundephobie davor, mich in dieses Gewirr von Wegen, die oft nicht weiterführen, hineinzuwagen.« Assoziativ fiel ihr der Kerberos ein, der dreiköpfige riesige Hund, der den Eingang in die Unterwelt bewachte. »Ich muss die Konfrontation mit dem Hund wagen,« so überlegte sie weiter. Ich erzählte ihr daraufhin die zwölfte Tat des Herakles, die ihn vor die Aufgabe stellte, den Kerberos zu seinem Auftraggeber Eurysteus zu bringen. Als Herakles mit dem Untier kam, versteckte sich jener voll Angst in einem Fass und bat Herakles, das Ungeheuer wieder zurückzubringen. Angst ist berechtigt, wenn man sich mit den Mächten der Unterwelt einlässt, aber man kann sie überwinden, wenn man wagt, sich ihnen zu stellen.

Den zweiten Traum verstanden wir als Übertragungstraum. Sie erkannte, dass ich das Rätsel, welcher Weg ihr entspräche, nicht lösen könne. Sie musste selbst über den Versuch, einen möglichen Irrtum und die Korrektur, ihren Weg finden. Ich dachte dabei etwas wehmütig, dass ich ihr leider keinen roten Faden anbieten konnte, der sie sicher durch das Labyrinth ihrer eigenen Entwicklung führen würde. Aber die junge Frau wusste, dass ich in Geduld und Zuversicht an ihrer Seite bleiben würde.

Ein Sechsjähriger erzählte mir folgenden Traum:

> Es war in einem Labyrinth. Viele Menschen liefen dort aufgeregt hin und her, als ob sie nicht weiterwüssten. Und dann gab es einen Ausgang für gut und einen für böse.

Mein kleiner Patient wurde im Kindergarten als »untragbar« erlebt. Er fühlte sich als »böses« Kind und schwankte angesichts dieser Stigmatisierung zwischen aggressivem Protest und depressiv gefärbter Resignation. Wir konnten anhand seines Traumes das Verstricktsein in einem Labyrinth als seine emotionale Situation begreifen. Er erkannte, dass es in einem Labyrinth keine Spaltung zwischen zwei Extremen, sondern dass es nur einen Weg zum Ziel gibt, der aber nicht immer leicht zu finden ist. »Darum bin ich bei Dir«, kam es nach einer Pause erleichtert, »aber jetzt will ich wieder spielen!«

3.2.5 Die Sehnsucht nach dem Paradies

Adam und Eva lebten in der Einheitswirklichkeit eines kindlichen Bewusstseins. Sie fühlten sich geborgen in der Gottnähe, kannten keinen Zwiespalt, keine Ambivalenz. Es ist das Erleben des kleinen Kindes, das in der Gegenwart in Glück und Lebensfreude die Schönheit dieser Welt erleben soll. Dieser Zustand wird aber schrittweise durch den Akt bewusster Wahrnehmung abgelöst. Mit dem Trotzalter erkennt das Kind, sich als ein Wesen, das von der Welt getrennt ist. Es kann nicht ewig in der glückseligen Nähe zu den Eltern, im Empfinden von Halt und Geborgenheit bleiben. Entwicklung bedeutet zwingend, sein Ich als etwas zu begreifen, das sich vom Ich der Eltern unterscheidet. So bedeutet bewusst werden zwangsläufig Individualisierung. Die christliche Kirche hat diesen Schritt als Sünde, unter dem Aspekt der Schuld eingeordnet. Sünde heißt jedoch etymologisch Sonderung. Es ist eine Notwendigkeit auf dem Weg in ein autonomes Erwachsensein. Man muss diese scheinbare Schuld auf sich nehmen, um der Selbsterkenntnis Raum zu geben. »Werde, der du bist« wussten schon die Griechen. Es geht darum, diesen Spannungskonflikt in Freiheit auf sich zu nehmen und es als Ausdruck eines selbstbestimmten Lebens anzuerkennen.

> Mir träumte, ich ging einen Feldweg aus meiner Kinderzeit entlang, der zu den Pferden führte. Ich blickte nur nach links und ich war geblendet von der Pracht der blühenden Obstbäume, deren Äste schon schwer von der Blütenpracht sich zu Boden neigten. Die Sonne veredelte diesen Anblick, da sie ein ganz wunderbares Licht ausstrahlte, gedämpft wie durch einen Dunstschleier, aber dennoch strahlend, und ich war gezwungen, die Augen bei diesem Licht zuzukneifen. Als ich am Ende des Weges war und nach rechts blickte, sah ich Bäume, die Früchte trugen. Ich ging hin und nahm mir einen großen Apfel und biss herzhaft hinein.

In diesem Traum einer 19-Jährigen geht es genau um den charakteristischen archetypischen Konflikt zwischen Bedürfnissen nach Geborgenheit in Abhängigkeit und Verharren im Kindsein und der Notwendigkeit autonome Entwicklungsschritte zu wagen, die allein zur Reife führen. Sie war das behütete und geliebte »Goldtöchterchen«, schön und begabt, die Freude ihrer Familie. Es wurde aber parallel dazu erwartet, dass sie weiterhin diese Rolle ausfüllte und über die Schulzeit hinaus in der Idylle ihrer Familie und eines freundlichen, ihr zugewandten Erwachsenenkreises einer überschaubaren Kleinstadt lebte. Das ist die heile Welt der Kindheit, die sich mit dem Blick nach links in die Vergangenheit eröffnet, die aber auch Regression in sich schließt.

Ihr Wunsch, sich aus diesen goldenen Ketten zu befreien, gewissermaßen nach rechts, in die Progression zu gehen und auswärts zu studieren, sich dem Wagnis allein und selbstverantwortlich zu sein, stürzte sie in Ängste und schwere Gewissenskonflikte. »Meine Eltern wollen doch nur das Beste, ich habe es doch auch so schön zuhause, meine Eltern geben mir jede Freiheit. Ich habe ein richtig schlechtes Gewissen, wenn ich gehe. Wohlmöglich werden meine Eltern vor Trauer krank...«

Im gemeinsamen Bemühen, die Traumsprache zu verstehen, konnte sie erkennen, dass die Schönheit der blühenden Bäume nur für einen bestimmten Zeitraum angemessen ist. Reife ist nur dann möglich, wenn man die Vergänglichkeit dieses Zustandes anerkennt und die reife Frucht nicht nur bewundert, sondern auch hineinbeißt, was immer auch ein Stück Aggression im Sinne des adgredi verlangt. Freiheit, die gegeben wird, ist immer Abhängigkeit an langer Leine. Die junge Frau musste sich zur eigenen Freiheit entschließen, sich zum handelnden Ich bekennen, auch wenn es den Eltern schwerfiel und sie sich selbst diese Sonderung als Schuld anlastete.

»So muss ich anerkennen, dass ich schuldlos schuldig werde«, erklärte sie nach der Auseinandersetzung mit ihren zwiespältigen Gefühlen – »und das heißt auch Abschied von Ihnen«, fügte sie nach einer Weile hinzu. Dass mir das bei diesem liebenswerten jungen Menschen gleichermaßen schwer wurde, hatte sie längst gemerkt.

3.2.6 Das Mysterium der Einweihung und der Auftrag: »Werde, der du bist«

Die Sehnsucht nach Selbsterkenntnis, die Fähigkeit, sich selbst in seinem eigentlichen Sein zu erkennen, war den Griechen sehr vertraut.

Um diesem Bedürfnis gerecht zu werden, gab es im Wesentlichen drei Einweihungsstätten, in denen archetypische Erkenntnisse als tiefgehender Erlebnisprozess wirksam wurden und dem Bewusstsein angegliedert werden konnten.

Zur Einweihung gehörte das absolute Gesetz des Stillschweigens. Wir wissen darum bis heute nur andeutungsweise, welche archetypischen Erfahrungen gemacht und dem Bewusstsein angegliedert wurden.

Die bekannteste Einweihungsstätte war Eleusis. Dieser Ort war Demeter und ihrer Tochter geweiht. Es ging um den wertschätzenden Umgang von Wachsen, Werden und Vergehen, wie er sich in der Kornähre symbolisiert. Fruchtbarkeit ist immer eingebunden in Werden und Vergehen, vergleichbar den Moiren, die den Lebensfaden beginnen, spinnen und abschneiden. In Eleusis wurde das Weibliche in seiner Jugend und in seiner Reife und damit auch das Geheimnis von Geburt im Werden und Tod im Vergehen verehrt. Zum Prozess der Einweihung gehörte einmal der Heilschlaf, die Bereitschaft ins Unbewusste einzutauchen, aber gleichzeitig auch die Wegbegleitung durch einen Psychopompos, einen Seelenführer.

Samothrake, die Insel nahe der türkischen Küste, war Stätte einer weiteren Einweihung. Hier wurden im Gegensatz zu den anderen Einweihungsstätten auch Frauen einbezogen. Überliefert ist, dass sich die Argonauten auf ihrem abenteuerlichen Weg nach Kolchis am Schwarzen Meer dem Einweihungsprozess in Samothrake unterzogen (Lutz 2010). Aber auch Philipp II., Vater Alexander des Großen, und seine Frau erlaubten sich diesen Schritt einer Bewusstseinserweiterung.

Um was ging es in Samothrake? Man vermutet, dass im Mittelpunkt der Erkenntnis der Umgang mit den archaischen Kräften der Erde, den sogenannten Erdgeborenen stand. Welche Dunkelkräfte sind in der Tiefe der Erde verborgen? Die Mysterienstätte weist darauf hin, dass im Mittelpunkt die archaischen Mächte des Unbewussten standen, das Reich der Mütter im weitesten Sinn. Es geht offensichtlich um den anderen Pol des Archetyps der großen Mutter. Dem positiv spendenden Bereich, der sich immer wieder erneuernden Fruchtbarkeit in Eleusis, steht der das Leben auslöschende, vernichtende und verschlingende Pol gegenüber. Sich ihm zu stellen, als einer zu integrierenden Realität, dürfte als Gehalt der Einweihung verstanden werden.

Die dritte Einweihungsstätte der Antike, Ephesus, ist wohl die geheimnisvollste. War diese Stadt in der heutigen Westtürkei ein wichtiger Handelsort, so wird heute oft übersehen, dass hier ein Zentrum der Erkenntnis war. Zum einen stand hier der riesigen Tempel der Artemis, eines der sieben Weltwunder. Artemis ist sowohl Symbol für das spendende große Weibliche, andererseits aber auch Ausdruck der negativen machtvollen göttlich-archetypischen Identität. Es verbinden sich hier also offenbar die beiden Aspekte der Großen Mutter, die in Eleusis und Samothrake getrennt verehrt wurden. Es gibt aber ergänzend noch eine andere Vereinigung der Gegensätze, im männlichen Bereich: Nach Überlieferungsspuren begegneten sich hier männlich-geistige Impulse aus Ägypten mit den triebhaft-orgiastischen Mächten des Dionysos. Um diese doppelten Phänomene richtig einordnen zu können, ist es wichtig, Männliches wie Weibliches nicht ausschließlich unter dem Gesichtspunkt des Geschlechtes zu betrachten, sondern als Aspekte des Erlebens, Wahrnehmens und Handelns, die Frauen wie Männern gleichermaßen zugänglich sind.

Der Archetyp kennt keine engen Grenzen, die durch eine körperliche Geschlechtszugehörigkeit gezogen werden. Es sind vielmehr Prinzipien, die die Fülle der Seinsmöglichkeiten als gültige Wahrheiten beschreibt.

Dass diese auch für unsere Jugendlichen heute Gültigkeit haben, beweisen die nachfolgenden Träume eines 16-Jährigen:

> Ich ließ mich an einem Seil in die Tiefe hinunter. Unten in der Tiefe ist ein Schatz, aber wenn man wieder heraufkommt, kann man nichts davon mitnehmen. Als ich unten war, war es so, als würde sich eine große Steinscheibe drehen.
>
> Es stand vor mir ein Tor mit runden Säulen und einem Dach darüber. Von außen schien es ganz dunkel, als ich eintrat, war es ganz hell und grün. Ich dachte, es ginge nach unten, aber es führte eine Treppe nach oben.
>
> In der nächsten Nacht schien sich der Traum fortzusetzen. Es war ganz hell, weiß und in diesem weiß war noch ein helleres weiß. Ich ging hinein und las das Wort »Ziel«.

Der Jugendliche war über seine Träume, die er im Abstand von wenigen Tagen träumte, selbst sehr erstaunt. Besonders nachdenklich stimmte ihn die Überlegung, warum es im ersten Traum um die Tiefe, im zweiten um die Höhe und das Licht ging. Nach einiger Überlegung meinte er, ihm würde das Wort »durch Nacht zum Licht« einfallen, aber er wisse nicht genau, wo er das herhabe.

Der Weg in das Dunkle des Persönlichen, aber auch des Kollektiven Unbewussten wird in Mythen und Märchen immer wieder als ein Weg nach unten beschrieben. Der Träumer entdeckt unten einen Schatz, d. h., er begegnet seinen in seinem Selbst schlummernden Ressourcen, Begabungen und Möglichkeiten. Aber noch kann er diese Schätze nicht als zu ihm gehörig begreifen, sie entziehen sich seinem Zugriff. Stattdessen nimmt er eine Steinscheibe wahr, die sich dreht. Steine haben eine tiefe symbolische Bedeutung. Sie können Stolperstein werden, aber auch Stein des Anstoßes im doppelten Sinn und schließlich zum Eckstein, Um etwas Neues und Tragendes aufzubauen (Becker et al. 2019, S. 64).

Dieser Stein in der Form einer Scheibe dreht sich. Diese könnte als Hinweis auf Ganzwerdung verstanden werden. Die Drehung legt den

Schluss nahe, dass damit das Rad der Zeit gemeint ist, das sich in der unendlichen Bewegung der Zeitlosigkeit, das der Ewigkeit annähert. »Das Rad der Zeit, vergebens widerstrebt, verwirrt, beschäftigt und betäubt sich dreht, wo jeder mit sich selbst genug geplagt…« (Goethe 1992). Goethe beschreibt den dunklen Aspekt der Zeit in ihrem unaufhaltsamen Fortschreiten und allen Belastungen, die das Einzelschicksal in sich schließt. Der archetypische Aspekt ist aber gleichermaßen wirksam: die unaufhörliche kreisende Bewegung lässt unser Zeitmaß vergessen.

Der nächste Traum scheint diese Perspektive zu bestätigen. Es geht nicht mehr um ein individuelles Sein, sondern dass Entwicklung in der Zeitlosigkeit den Blick für das Licht eröffnet. Der helle Tempel, dessen Licht ein noch größeres Licht in sich birgt, könnte den Weg aufzeigen, der zum Ziel führt.

»Aber es braucht immer neue Anstrengungen, dieses Ziel nicht aus dem Auge zu verlieren«, äußerte der Jugendliche nach einer langen Schweigepause. In meiner Gegenübertragung hatte ich das Gefühl, in diese Zeitlosigkeit einzutauchen und gleichzeitig zu spüren, dass ein Erkennen der Rätsel des Lebens immer einer inneren Wachheit bedarf. Und noch ein archetypisches Bild fiel mir ein. In der Bibel wird von den klugen und törichten Jungfrauen berichtet. Die einen, die in innerer Bereitschaft Öl für ihre Lampen bereithielten, wenn der Bräutigam kommt und die anderen, die im rationalen Denken steckenbleibend auf das Öl verzichteten und den richtigen Zeitpunkt einer erkennenden Begegnung verpassten.

Ich träumte von einem schwarzen Mann. Er stand vor mir und sagte, ich kenne deinen Namen. Dann bin ich wie durch eine Felsspalte nach oben gestiegen. Da war ein Gipfelkreuz auf dem Berg. Es war mit Seilen befestigt und Steine lagen davor.

Wieder dieser Mann. Er steht vor mir und hebt mich hoch, wie man ein kleines Kind hoch hebt mit seinen ausgestreckten Armen an meinen Oberarmen. Es tut nicht weh und ich habe ein freudiges und leichtes Gefühl.

Ich kniete vor einem Kreuz, aber es war nicht sichtbar, trotzdem wusste ich, dass es da war. In den Händen hatte ich einen Wassertropfen, wie einen Ball. Er ist mir nicht durch die Finger gelaufen, er blieb beisammen und ich fühlte eine große Freude.

Einen Abschluss seiner intensiven Traumarbeit bildeten diese letzten Träume. Sie formten sich für meine Wahrnehmung zu einem zusammengehörenden Ganzen. Unwillkürlich musste ich an das Biblische Wort denken: »ich habe dich erlöst, bei deinem Namen gerufen, du bist mein« (Jes. 43, 1b). Ich erlebte den ersten Traum wie eine Ichgeburt. Aufsteigen und sich im Kreuz finden, Opfer und Erlösung zugleich. Im zweiten Traum scheint es bedeutsam, sich des inneren Kindes zu erinnern. Erst wenn diese, sich im göttlichen Kind konzentrierende Kraft erkannt wird, kann ein sinnvolles Ziel erreicht werden.

Die Bilder des letzten Traumes blieben in ihrer geheimnisvollen Bedeutung nicht interpretiert. Ich hatte in der Gegenübertragung ein Gefühl großer Ehrfurcht und die Sorge, das spürbar Große dieses Traumes zu zerreden.

Bezeichnenderweise träumte der junge Mann bis zum Ende der Therapie nicht mehr. »Ich kann mich einfach nicht mehr erinnern, aber ich werde das Gefühl der großen Freude, die mich im letzten Traum erfüllte, nicht vergessen. Es schien mir, als ob alles gut werden würde.«

Zusammenfassung

Das Mysterium der Einweihung im Alten Griechenland ist dem Prozess einer analytischen Neuorientierung vergleichbar. Es geht darum, sich mit dem Unbewussten mit seinen Gefahren und positiven Möglichkeiten auseinanderzusetzen und sich auf den Weg der Selbstsuche zu begeben. Die archetypischen Träume eines Jugendlichen zeigen in ihren Bildern die Aktualität dieser Erfahrungen als Schritte in eine neue Bewusstheit. Hier zeigt sich, wie stimmig die Übersetzung des Wortes Mythos in das Erfahrene und Wahrhaftige stimmig ist und zu einer lebenslangen Suche nach dem Archetyp der Wahrheit wird.

Die Sehnsucht nach dem Paradies ist ein archetypisches Thema, das die Menschheit bis heute immer wieder bewegt. Die Übereinstimmung mit der Schöpfung in Harmonie, das aggressionsfreie Miteinander, hat in Kunst und Literatur wunderschöne Bilder hervorgebracht. Bleibt das Paradies eine Illusion oder ist damit möglicherweise auch die paradiesische Übereinstimmung mit der Mutter als Repräsentantin der Welt in der Schwangerschaft gemeint? Aber jeder Entwicklungsschritt in die notwendige Autonomie, angefangen von der Geburt bis zur Pubertät und Adoleszenz fordert Erkenntnis. Daraus resultierend ergibt sich die Notwendigkeit der Trennung, um zu sich selbst zu finden.

Das Paradies gibt es nur, wenn die Menschen im kindlichen Harmoniebedürfnis verharren. Eigenständigkeit, der Prozess der Individuation zwingt zum Verlassen des Paradieses, verlangt über den Prozess der Selbstfindung, sich durchzubeißen und damit auch in der Gefahr zu sein, schuldig zu werden. Aufgabe einer analytischen Begleitung ist nicht, sich von einem regressiven Sog verführen zu lassen, sondern den Mut zu stärken, sich selbst zu finden, auch in notwendiger aggressiver Abgrenzung vom Therapeuten.

Literatur zur vertiefenden Lektüre

Gide, A. (1949). *Theseus*. Stuttgart: Deutsche Verlagsanstalt.

Hussain, F. (1997). *Die Göttin*. München: Th. Knaur.

Krug, A. (1993) *Heilkunst und Heilkult, Medizin in der Antike*. (2. Auflage.) München: C.H. Beck.

Teichmann, F. (2007). *Die griechischen Mysterien.* Stuttgart: Freies Geistesleben.

Teichmann, F. (2008). *Die Kultur der Verstandesseele, Griechenland.* (2. Auflage). Stuttgart: Freies Geistesleben.

Walker, B. (1993). *Das Geheime Wissen der Frau.* Frankfurt: Zweitausendeins.

Weiterführende Fragen

- Inwieweit kann der Prozess der antiken Einweihung als Entsprechung für eine analytische Therapie verstanden werden?
- Welches antike Götterbild ist mit der Rolle des Psychopompos gleichzusetzen?
- Welche analytische Haltung heute ist mit der Rolle des Seelenführers vergleichbar?
- Ist es möglich, das Gleichnis der klugen und törichten Jungfrauen mit der Symbolik der analytischen Psychologie zu interpretieren?

4 Die Muttergottheiten als Ausdruck des zugrunde liegenden Matriarchats

Bei den Griechen dominierte patriarchales Denken, das dem Weiblichen nur eine eher dienende Rolle zugestand. Das änderte sich erst schrittweise bei den Römern. Die Etrusker, ebenso wie die Kelten, die zeitgleich lebten, betonten die Gleichwertigkeit des Weiblichen. Besonders bei den Kelten galt die Zahl drei als heilig. Sehr häufig wurden die Muttergöttinnen, die lange vor den männlichen Gottheiten verehrt wurden, als sitzende Dreiergruppe dargestellt. Sie könnten als symbolischer Ausdruck der wichtigsten Eigenschaften der Großen Mutter Brigid gedeutet werden: Licht, Fruchtbarkeit und Heil. Nach anderen Interpretationen stehen sie für die drei Lebensphasen Geburt, Tod und Wiedergeburt oder Anfang, Mitte und Ende. So umfasst die drei bei den Kelten das Gesamt des Lebens, ist Ausdruck des Vollkommenen. Die archetypische Entsprechung drückt sich im alten Griechenland in den Moiren, bei den Römern in den Parzen und bei den Germanen in den Nornen aus. Immer sind es drei alterslose Frauen, die das Schicksal gestalten. Die Triaden, dreiteilige Sprüche, von den Barden rezitiert, enthielten in einer ähnlichen Symbolik die Weisheiten des Lebens (Wilde 2010).

4.1 Archetypische Träume von Macht, Überlegenheit und Verantwortlichkeit

4.1.1 Hera, die köngliche Göttin

Hera auf goldenem Thron will ich rühmen, die Tochter der Rhea, die unsterbliche Königin von glanzvoller Hoheit. Schwester des wonnegewaltigen Zeus und erhabne Gemahlin, die alle seligen Götter im großen Olymp voller Ehrfurcht achten. (*Pfeiff* 2002, S. 61)

Bei den weiblichen Gottheiten dominiert die große Göttin Hera. Als Gemahlin des Zeus beanspruchte sie die höchste Wertschätzung. Im berühmten »Urteil des Paris« buhlten die drei Göttinnen Hera, Athene und Aphrodite um den Apfel, den Paris, der Sohn des Priamos, König von Troja, der Schönsten zuerkennen sollte. Hera versprach ihm bezeichnender Weise Macht über Himmel und Erde. Sie konnte ihn damit nicht wirklich beeindrucken, jedoch zeigt dies Versprechen, in wie starkem Maße Hera mit diesem Aspekt verbunden war. Wahrscheinlich ist Hera ein Relikt der alten sumerischen Muttergottheiten. Als solche wurde sie selbst von ihrem Mann Zeus als große Göttin und in feierlichen Ritualen verehrt. Die heiligen Handlungen wurden der Göttin in ihrer dreifachen Bedeutung gewidmet: Zum einen war sie im Frühling Hera Parthenos im Sinn des jungfräulichen Mädchens, im Sommer und Herbst wurde sie als Hera Teleia, die Vollkommene, Erfüllte, machtvolle Vertreterin und Hüterin der Ehe angebetet. Im Winter war sie Hera, Chera, die Einsame und verlassene Witwe. Immer aber war die Bedeutung ihres Namens, der soviel wie Herrin bedeutete, im Bewusstsein.

Darüber hinaus galt sie als Schützerin der Gebärenden. Bei ihr erflehten die Frauen eine leichte Geburt. Symbol dafür war die Feige deren Bedeutung am 7. Juli beim Junofest im Mittelpunkt stand. Zweige des Feigenbaumes mit ihrem austretenden Saft wurden zum Symbol der Fruchtbarkeit. Die große Göttin mit den strahlenden Augen war auch die Schützerin der Tiere, vor allem der Ziegen. Diese Tiere stehen auch symbolisch für eine sorgende Haltung in Verantwortung. Diese archaische Bedeutung steht im krassen Gegensatz zur Hera, der nacharchaischen

Periode. Bei den Römern wurde sie mit Juno gleichgesetzt. Im Vordergrund steht, ebenso wie in der Folge bei den Griechen, die in ihrem Selbstwert verletzte Göttin, die die zahlreichen Geliebten ihres treulosen Mannes mit gnadenloser Rachsucht verfolgte. Sie wurden zum Opfer ihrer Eifersucht, ebenso wie die zahlreichen außerehelichen Kinder. Die Treue zu ihrem Mann blieb davon jedoch nicht berührt. Ihm, als eigentlichen Täter, verzieh sie großmütig, wenn immer er wieder zurückkehrte und damit die Heiligkeit des Ehestandes, Voraussetzung für die Geburt von Kindern im sicheren Hort der Familie, wiederherstellte. Dass die negative Sicht in den narrativen Erzählungen der Griechen vermehrt in den Vordergrund trat, dürfte mit der gesellschaftlichen Einstellung hinsichtlich der Rolle der Frau im alten Griechenland zu tun haben. Ihre Funktion war inzwischen nur noch die »Hüterin der Schwelle« zu sein und die Gestaltung der Geschicke dem Männlichen zu überlassen.

Bei den Etruskern hieß die oberste Göttin Uni. Etymologisch entstammt diese Bezeichnung der Juno. Die Etrusker kehrten wieder zur hohen Wertschätzung dieser Göttin zurück. Sie stand gleichberechtigt neben ihrem Gemahl Tinia, der seinerseits der oberste Gott war, dem Jupiter vergleichbar. Ihre Gleichwertigkeit zeigt sich in der Tatsache, dass Uni ebenfalls berechtigt war, Blitze zu schleudern, d. h. das menschliche Schicksal mit zu lenken. Die Deutung der Blitze war eine hoch entwickelte Wissenschaft der Haruspices, der Wahrsager. Die Interpretation der Stelle, an der die Blitze einschlugen, wies auf eine günstige oder ungünstige Schicksalsentwicklung hin.

Dem göttlichen Vorbild gemäß war auch die Stellung der etruskischen Frauen eine sehr angesehene. Sie bestimmten politische Entscheidungen mit oder lenkten sie sogar nach ihren Vorstellungen. Sie waren bei Festgelagen anwesend und in der Sexualität durchaus freizügig, was Griechen wie Römer als unzüchtig empfanden. Es handelte sich jedoch nicht um ein Matriarchat, sondern ein gleichermaßen wertgeschätztes Nebeneinander von Männern und Frauen.

Bei den keltischen Frauen verschob sich das Verhältnis noch stärker. Es war Sitte, den Namen der Mutter in die nächste Generation weiterzugeben. Die Keltinnen selbst wurden als in der körperlichen Stärke den Männern ebenbürtig geschildert. Auch mit der Sexualität gingen sie sehr freizügig um. Nicht selten erwählten sie sich den Mann und verließen ihn, wenn er ihren Bedürfnissen nicht genügte. Einige Quellen berichten, dass sie sogar ihre Männer verprügelten, wenn sie ihnen nicht zu Willen waren (Peters 2011, S. 94).

Allmacht und Überlegenheitsgebaren haben aber auch einen tiefen Schatten: Selbstgefälligkeit, Anmaßung und Rücksichtslosigkeit können den Blick auf die Realität verstellen. Selbst Göttern und Göttinnen bleibt diese Erkenntnis nicht erspart:

So sandte Hephaistos, der behinderte und verstoßene Sohn der Hera, seiner Mutter im Wissen um ihre Eitelkeit einst einen goldenen Thron. Sie setzte sich bereitwillig darauf, um damit ihre Würde als oberste der Göttinnen zu demonstrieren. Allerdings konnte sie sich von dem Thron nicht mehr lösen. Erst mit vielem Bitten und Zureden und unter Hilfenahme von Alkohol gelang es ihr, Hephaistos zum Lösen des Zaubers zu bewegen.

Können wir aus dieser Geschichte eine menschliche Eigenschaft ableiten und uns in der Situation einer Hera wiederfinden? Es ist verführerisch, sich von dem eigenen Sohn, gleichgültig wie er von uns behandelt wurde, auf den Thron gehoben zu wissen. Kinder sind die dankbarsten Untertanen, aber Kinder vergessen auch nichts. Es kann auch ein Fluch sein, wenn man gewissermaßen ein Leben lang auf dem Thron der großen Göttin sitzen muss. Er verpflichtet, am Gewesenen fest zu kleben und verhindert dynamische Bewegung mit dem Ziel der Weiterentwicklung.

Eine Mutter, ihren inzwischen erwachsenen vier Kindern hingebungsvoll zugetan, verleugnete mithilfe verschiedener Operationen und über einen freizügigen Gebrauch von Schminke ihr wahres Alter. Selbst ihre eigenen Kinder wussten ihr tatsächliches Alter nicht. Für ihre Enkel fühlte sie sich mehr als deren eigene Mutter zuständig. Sie hielt alle Fäden in der Hand, organisierte mit ihren zu vermutenden über 70 Jahren alles, machte sich vor dem Hintergrund eines großen finanziellen Spielraums zum Dreh- und Angelpunkt für alle. Erst ein dramatischer körperlicher Zusammenbruch erlöste sie von ihrer selbstverordneten Göttinnenwürde. Die Krankheit war der notwendige Impuls, sich zurückzunehmen und den Thron der nächsten Generation zu überlassen.

Der zehnjährige Enkel war bei mir in Therapie und offenbarte im symbolischen Spiel seine Überzeugung, dass das Weibliche so stark sei, dass man als männliches Kind keine Chance habe. Im therapeutischen Prozess wurde er immer regressiver, verlor jegliche Motivation in der Schule und erwartete vom therapeutischen Prozess Wunder, die ihm ohne persönlichen Einsatz zufielen.

Eines Tages erzählte er einen Traum, den er jetzt schon wiederholt ähnlich geträumt habe.

> Ich war in einer Höhle, es war wie in einer Art Unterwelt und ich war beschäftigt, irgendetwas zu basteln. Aber irgendwas wie ein Ungeheuer, ein Drachen oder so etwas bedrohte mich aus dem Dunkeln, ohne dass ich ihn sehen konnte. Ich hatte ganz viel Angst. Plötzlich war ich draußen, es war ganz hell und ich schleuderte das, was ich gemacht hatte, in den Himmel und dann war ich frei.

Man könnte im Bild der Höhle, der Unterwelt zunächst das Gefangensein im mütterlichen Raum vermuten. Die Parallele zu Hephaistos, der unter dem Ätna seine kunstfertige Schmiede eingerichtet hatte, bietet sich an. Die Bedrohung durch die Gebundenheit an die negative Mutter scheint mit dem Ungeheuer, dem Drachen, symbolisiert zu sein. Der Schritt nach draußen, die Befreiung durch das, was er gemacht hat, was er in den Himmel wirft, könnte eine Parallele in der Tat des Hephaistos finden, der sich mit seinem genialen Thron, den er in den Himmel wirft, von der Abhängigkeit befreit. Die Gestaltungskräfte des Jungen, seine erwachende Aktivität schufen ein Gegengewicht zu der regressiven Haltung, die durch die übermäßig sorgende Großmutter verstärkt wurde.

Dieser Traum weist auf die transgenerationale Wirksamkeit archetypischer Themen hin. Er zeigt, dass die Abhängigkeit von der archetypischen Macht des Weiblich-Mütterlichen aufgelöst werden muss, um zur eigenen Autonomie zu finden, gerade dann, wenn dieser Aspekt von Dominanz bereits seitens der Großmutter gelebt wird.

4.2 Archetypische Träume von der heilenden und helfenden Natur

4.2.1 Brigid, die Erhabene

Brigid, die keltische Große Göttin mit dem Beinamen »die Erhabene«, repräsentiert damit offensichtlich ein Stück Überblick und Weisheit. Daneben werden ihr als Attribute so unterschiedliche Fähigkeiten wie einerseits das Handwerk, vor allem die Schmiedekunst, aber gleichermaßen auch Dichtkunst und Heilkraft zugeordnet.

Die vielen positiven Eigenschaften von Brigid machten sie in der Vorstellung der Kelten zur obersten Göttin. Ihr zugehörig ist das Feuer, das in seiner Symbolik Leben, Vitalität und Kraft vertritt. Mithilfe des Feuers kann die erstarrte Erde im Frühjahr wieder fruchtbar werden, weshalb ihr auch zusätzlich die positive Wirkung von Mineralquellen zugeordnet wurde. Sie kannte die Wirkung heilkräftiger Pflanzen und vermittelte ihr Wissen an 19 Druidinnen. Bedeutsam war auch ihre Fähigkeit, die richtigen Heilmittel für Augenerkrankungen zu finden und selbst Blinde sehend zu machen. Hier dürfte die Nähe zur Natur und ihrer heilkräftigen Wirksamkeit gemeint sein. Das Sehen könnte auf einer anderen Ebene auch als die Fähigkeit zur inneren Schau verstanden werden.

Die Druidinnen mussten 20 Jahre lernen, um all die Eigenschaften, die der großen Göttin zugeschrieben wurden, zu verinnerlichen. Es bestehen jedoch keine schriftlichen Zeugnisse. Das Wissen, unter hohem Einsatz gelernt, musste als Geheimwissenschaft weitergegeben werden, um der Erhabenheit der Gottnähe Rechnung zu tragen. Wir wissen nur über Caesar, dass Druidinnen nicht nur Priesterinnen, sondern auch Universalgelehrte in den Bereichen Theologie, Philosophie und Naturkunde, Astronomie und Astrologie waren. Von den Kelten wurden Druidinnen hochgeschätzt. Sie galten als Vermittler zwischen dem Menschen und den Großen Gottheiten (Peters 2011). Das Wissen um die Heilkunst, die Brigid als oberste Göttin vertritt, steht im engen Zusammenhang mit der Mistel, die jedem Lebewesen Fruchtbarkeit versprach und ein Heilmittel gegen alle Gifte sei.

»Nichts ist den Druiden (und Druidinnen) heiliger als die Mistel und der Baum, auf dem sie wächst, wenn es eine Eiche ist. Schon deswegen wählen sie Eichenhaine und vollziehen kein Opfer ohne Eichenlaub« (Plin. nat. 16, 249 ff. in Ade und Willmy 2011, S. 165).

> Ich bin irgendwo auf einem Seminar, eine Frau, manchmal auch zwei unterrichten uns. Ich weiß gar nicht, wo ich bin. Zu Beginn sollen wir uns eine Schale heraussuchen, die uns gefällt. Auf einem Tablett stehen die unterschiedlichsten Schalen und Schälchen für Tee wie mir scheint. Ich suche eine mit den Augen heraus und genau die bekomme ich, eine in Form einer Austernschale in blau. Wir sollen dann noch Kräuter und Gewürze heraussuchen und in die Schale geben. Ich wähle Pfefferminz und eine Nuss. Währenddessen geht eine der Frauen ans Telefon und hilft jemandem, indem sie ihm vorsingt. Der Gesang ist so unglaublich schön und ergreifend, dass ich ganz traurig werde. Nachher gehen wir alle noch auf ein freies Feld. Es sind Vögel am Himmel, große und kleine. Die kleinen versuchen etwas von unseren Gewürzen zu stibitzen.

Die 19-jährige junge Frau kam in meine Sprechstunde, weil sie gravierende Schlafstörungen hatte. Es stellte sich in wenigen Stunden heraus, dass der Grund ihre Entscheidungsunfähigkeit hinsichtlich ihrer Berufswahl war. Ihre hochgebildeten Akademiker-Eltern erwarteten von ihr einen herkömmlichen Studiengang, am liebsten Jura. Sie selbst fühlte sich jedoch zur Natur hingezogen und würde am liebsten eine Lehre als Gärtnerin machen. »Ich liebe Pflanzen und kenne mich in den Heilkräutern gut aus. Vielleicht werde ich auch einmal Heilpraktikerin, aber zuerst möchte ich eintauchen in die lebendige Natur. Für mich sind die dürren Paragrafen bei Jurastudium ein Gräuel. Aber ich fürchte, meine Eltern zu enttäuschen. Für sie ist es unvorstellbar, dass ich mit meinem guten Abitur nicht studieren will.«

Die junge Frau hatte noch nie von der großen Keltengöttin gehört. Die im Traum angebotenen vielschichtigen Aspekte der heilenden Kräuter, aber auch des Musischen berührten sie sehr. Der Traum erlaubte ihr ein ehrfürchtiges Staunen hinsichtlich ihres unbewussten Wissens. Er wurde zur hilfreichen Unterstützung, sich mit den Eltern an einen Tisch zu setzen und ihre Zukunftsfantasien darzustellen.

Ich sah meine Funktion vor allem darin, ihren Mut, eigene Wege zu gehen und den Konflikt mit den Eltern zu riskieren, zu unterstützen. Sie wagte die schuldbesetzte Abgrenzung und erlebte zu ihrer Überraschung, dass ihre Eltern einlenkten und die Zufriedenheit der Tochter in den Vordergrund stellten.

Die junge Frau erkannte, dass ihre Vorstellungen hinsichtlich der Flexibilität ihrer Eltern mit der Realität nicht übereingestimmt hatten. »Vielleicht sollte ich wagen, insgesamt deutlicher meinen Standpunkt, meine Meinungen zu vertreten. Vielleicht bin ich konfliktscheuer als meine Eltern«, äußerte sie nachdenklich.

Die Schlafstörungen waren verschwunden. Mir selbst hatte dabei die Figur der Brigid Mut gemacht, die Haltung der jungen Frau zu unterstützen. Die mythischen Gestalten helfen nicht nur die Träume der Patienten zu verstehen, sondern erlauben auch, die eigene Haltung unter dem Aspekt archetypischer Wahrhaftigkeit zu reflektieren.

4.3 Archetypische Träume von selbstbewusstem, individuellem Wertgefühl

4.3.1 Lilith und der Mut zur Unabhängigkeit

Ein wichtiger Aspekt des machtvollen Weiblichen wird uns mit der mythischen Figur der Lilith überliefert. Die Quelle dürfte in der Mythologie des Zweistromlandes liegen. Lilith erinnert sehr an die archaische Größe der frühen Hera.

Lilith war die erste Frau von Adam. Sie unterwarf sich seinem Willen jedoch nicht, sondern verlangte die Anerkennung ihrer Autonomie, auch in der Sexualität. Da Adam auf seiner männlichen Dominanz bestand, entzog sie sich ihm, ging auf die Erde, um letztlich ein eigenständiges Leben zu führen. Auch die Erzengel Gottes, die sie zu Adam zurückbringen wollten, hatten keinen Erfolg.

Hier erst setzt die jüdisch-christliche Schöpfungsgeschichte ein, die aus einer Rippe Adams entstehen ließ. Die gleichwertige Stärke des Weiblichen wandelt sich in Schwäche und Unterlegenheit. Das Weibliche in Gestalt der Eva wird zum Fantasiebild des Männlichen, zur Schattenfrau (Markale 1986, S. 215 ff.).

Interessant für die Breite unterschiedlicher Wahrnehmungen ist, dass die Kulturen der Griechen, Römer, Etrusker und Kelten nebeneinander existierten. Zum Teil verschmolzen sie miteinander. Trotzdem fällt auf, dass in der Einschätzung der Geschlechter bei Griechen und partiell bei den Römern ein deutliches Gefälle zwischen den Geschlechtern besteht und die Frau geringer wertgeschätzt wird als bei den Etruskern und Kelten, die eine selbstverständliche Gleichwertigkeit in ihrer gesellschaftlichen Ordnung verankerten. Diese Koexistenz weist auf ein hohes Maß an Toleranz und Akzeptanz unterschiedlicher Positionen hin.

So erwacht in den etruskischen und keltischen Mythen die Frau wieder zu ihrer Lilith-Identität als gleichberechtigte Partnerin des Männlichen.

> Ich bin mit mehreren Menschen in einem dunklen Raum, im Sinne von »space«, oder sogar im Freien, denn der Himmel ist über uns, und wir steigen Treppen empor.
>
> Dann gehe ich plötzlich allein. Zwischen den einzelnen Stufen ist nichts, sodass ich nach unten blicken kann, doch ich gehe weiter. Ich habe ein mintfarbenes, prächtiges langes Kleid an mit einem Kragen, der hinter meinem Kopf hochsteht und aufgesteckte Haare. Als ich oben ganz alleinstehe, reckte ich die Arme wie zur Siegerpose V-förmig empor.

Dieser Traum einer 16-Jährigen zeigt das Bedürfnis, sich mit der Größe und Würde einer königlichen Erscheinung zu identifizieren. Der hohe Kragen, der auf vielen Abbildungen aus Renaissance bekannt ist, unterstreicht die potentielle Würde, mit erhobenem Haupt, den Angriffen der Umwelt standzuhalten. Der Traum dürfte die subjektiv erlebte Minderwertigkeit kompensieren. Die Patientin fühlte sich nämlich abhängig und unfrei und litt unter der Dominanz ihres zwei Jahre älteren Bruders, der überzeugt war, dass sich die Schwester nach seinen Wünschen zu richten habe. Der Mythos von Lilith und deren Entscheidung zur Unabhängigkeit half der

Jugendlichen zu erkennen, dass es an ihr lag, ob sie sich dem Bruder unterwerfen wollte oder nicht.

> Ich möchte duschen, ich muss aber noch etwas mühsam den Duschkopf montieren und mich dafür ziemlich strecken. Beim Duschen habe ich einen großen goldenen Gürtel an, der meinen Schoß bedeckt. Dann greife ich nach einem Shampoo für die Haare. Es stehen viele zur Auswahl. Sie haben die Fähigkeit, Krankheiten zu heilen. Ich nehme ein Shampoo für die Kraft und schütte mir ziemlich viel auf die Hand.

Den Traum empfanden wir wie eine Bestätigung der Unabhängigkeit einer Lilith in ihr selbst. Er zeigt, dass sich die Jugendliche Wert und Würde zuerkennen kann. Darin eingeschlossen ist auch die Kostbarkeit ihrer Weiblichkeit in Gestalt des goldenen Gürtels, der ihren Schoß bedeckt und gleichzeitig hervorhebt. Dass diese Erkenntnis sowohl gefühlt als auch in ihrem Kopf als Wissen verankert ist, zeigt das Waschen der Haare mit einem Shampoo, das ihr Kraft verleiht. Offensichtlich hat sie sich davon entfernt, sich als minderwertig und unterlegen zu fühlen. Der Traum zeigt sehr deutlich, dass sie, ergänzend zum Tagesbewusstsein, sich eine Verstärkung der inneren Kraft zugestehen sollte, um dem Männlichen, nicht nur in Gestalt des Bruders, sondern auch insgesamt, selbstbewusst gegenüber zu treten.

4.4 Archetypische Träume von mütterlicher Fürsorge und selbstlosem Engagement

4.4.1 Hestia, die in Selbstlosigkeit sorgende Göttin

Göttin Hestia, die du in den hohen Häusern von allen ewigen Göttern und allen auf Erden wandelnden Menschen dauernden Sitz dir gewännest als altgeheiligtes Vorrecht… Immer rinnt dir flüssiges Öl von den Flechten des Hauptes… komme in dieses Haus… (Pfeiff 2002, S. 69)

In Hestia begegnen wir einer sehr stillen und gleichzeitig außerordentlich bedeutenden Göttin. Sie zählte gleichfalls zu den zwölf Olympiern, räumte ihren Platz jedoch im Laufe der Zeit zugunsten des Dionysos.

Hestia ist die Hüterin des Herdes. Sie symbolisiert Geborgenheit und Zugehörigkeit innerhalb der Familie. Sie wurde selten als Person dargestellt. Das Herdfeuer, die nie erlöschende Flamme war ihr Abbild. Um ihr Wesen in ihrer Wirksamkeit zu verstehen, muss man sich der existentiellen Notwendigkeit, sich gehalten und aufgehoben zu fühlen, bewusst werden. Erfährt zum Beispiel ein Säugling und Kleinkind diese Halt gebenden Wärme, diese Sicherheit gebende Geborgenheit nicht, entstehen schwere psychische Schäden, die Existenz und Lebenskraft bedrohen. Angesichts der engen Verknüpfung von Seele und Körper kann eine solche emotionale Vernachlässigung auch das Überleben an sich gefährden.

So wird verständlich, dass Hestia als göttlicher Archetyp in besonderem Maße für Heirat und Ehe zuständig war. Sie begleitete symbolisch das Brautpaar in die eigene Behausung, in der wiederum in der Mitte des runden Herdes das ewige Feuer brannte. Hestia in Gestalt dieses besonderen Feuers sorgte damit für die notwendige Wärme in der Bezogenheit der Eheleute, ebenso wie hinsichtlich der kleinen Kinder. Der Ritus, den fünf Tage alten Säugling um das Herdfeuer herum zu tragen, mag die gefühlte Bedeutung dieser Göttin noch unterstreichen.

In Rom wurde Hestia als Vesta verehrt. Der Herd und das Haus bildeten in deren Vorstellung eine sakrale Einheit. Im Kultus waren die Vestalinnen unberührte Jungfrauen, die Hüterinnen einer nie verlöschenden Glut waren. In Delphi, dem Heiligtum des Apolls stand gleichermaßen ein kreisrunder Hestia Altar, ein Symbol der Präsenz der Göttin ohne konkrete Abbildung. Sie war als Vertreterin einer archetypischen Grundbefindlichkeit Symbol, was Ovid folgendermaßen beschreibt:

> Lang habe ich töricht geglaubt,
> es gäbe ein Kultbild der Vesta
> bis ich erfuhr, es steht keines
> im kreisrunden Bau.
> (Ovid, fasti 6, S. 295 f.)

Der Kreis könnte als Synonym für eine allgegenwärtige schützende Geborgenheit verstanden werden. Sie ist Ausdruck für erfahrbare Realität, ebenso wie als Sehnsucht zu verstehen. Als Repräsentantin des Archetypischen will sie als existentielle Notwendigkeit, Voraussetzung für jegliches Leben, verstanden werden. Wie immer besteht auch bei dieser Qualität ein negativer Pol. Es ist die potentielle Gefahr, in Abhängigkeit zu verharren und auf Autonomie und Individualisierung zu verzichten.

Wenn man versucht, diese Göttin emotional zu verorten, dürfte das fühlende Erleben dominant sein. Dieses Fühlen verknüpft sich mit dem intuitiven Vermögen, existentielle Bedürfnisse des Menschen zu kennen. Hestia repräsentiert damit den Einklang zwischen individueller und kollektiver Notwendigkeit, was sich am besten mit dem Begriff der Weisheit umschreiben lässt. Weisheit ist jedoch nicht Denken, nicht logos, es ist das Erlebte und Erfahrene als menschliches und göttliches Prinzip. So vertritt Hestia überzeugend die Wahrheit und Wahrhaftigkeit des Mythos. Damit ist sie als einzige der olympischen Götter Repräsentantin gegenläufiger Prinzipien in übereinstimmender Harmonie: Sie ist fühlende und mitfühlende Gottheit hinsichtlich des Lebens und des Todes. Sie ist in Gestalt des ständig brennenden Herdfeuers Vertreterin von Ruhe und Bewegung. Sie repräsentiert Erkenntnis als Ausdruck des ahnenden und wissenden Vermögens und bleibt gleichzeitig in ihrer Funktion immer der Realität zugewandt.

Ich spüle eine runde Kuchenform, die sehr groß ist und viele kleine Vertiefungen hat, die schwer zu reinigen sind, aber ich fahre fort damit, zum Schluss noch mit Sand. Dann drehe ich die Form um und eine Frau fährt mit der Hand einmal im Kreis außen herum und hat sozusagen einen kleinen Kuchen in der Hand.

Ich dekoriere den Teig mit »frutti di bosco« und einem Blatt Minze. Auf dem Tisch stehen schon etliche kleine Teller mit »Resten« von dem großen Kuchen appetitlich angerichtet. Ich stelle meinen Kuchen dazu und denke, ich sollte vielleicht einen »edlen« Kochkurs machen um noch mehr zu können. Als ich wieder zu meinem Teller blicke, ist Schmuck daraus geworden: goldene und diamantene Armbänder.

Ich begieße eine Wiese, die in einen See verwandelt werden soll. Ich habe einen zu kleinen Schlauch und deswegen muss ich aufpassen, dass die zwei kleinen Fische, die ich sehe, immer bedeckt mit Wasser sind. Dann ist eine Frau da, die mir hilft den Teich aufzufüllen. Ich sehe dann auch mehrere Fische, ein goldfarbener steckt noch in der Erde und ich ziehe ihn heraus, damit er schwimmen kann. Nachher, als der Teich fertig ist, steht die Frau da und hat in der einen Hand zwei Haselnusssträucher mit reifen Nüssen daran und in der anderen einen Zweig mit noch nicht erblühten Forsythien, auf jeden Fall etwas Gelbes.

Diese Traumserie einer 18-Jährigen beschäftigte uns lange in ihrer archetypischen Bedeutung. Zunächst stand sie recht ratlos vor diesen Träumen und ihrem sorgenden fruchtbaren Gehalt. Das entspricht mir eigentlich gar nicht, sagte die erfolgreiche Gymnasiastin, die sich gerade auf das Abitur vorbereitete. »Ich kann nichts Besonderes darin finden, Kuchen zu backen, zu dekorieren oder gar eine Wiese zu begießen. Ich habe es weder mit Gartenarbeit noch mit Tieren, auch wenn es nur Goldfische sind.

Ich war mir nicht sicher, ob die junge Frau mit dem Bild der Hestia etwas anfangen konnte. Auf mein Befragen wurde sie neugierig und tauchte in das Geheimnis dieser Göttin mit ein. Das Herdfeuer in der Mitte des Wohnhauses, die Betonung des Runden verband sie mit der symbolischen Aussage ihres ersten Traumes. Sie konnte dann den zweiten Traum besser einordnen unter dem Aspekt des Wertes, der nicht im vordergründigen Tun des Dekorierens, sondern in der Wertschätzung des aktiven Handelns liegt. »Vielleicht neige ich zu sehr dazu, häusliches Tun abzuwerten, obwohl ich es immer genieße, dass meine Mutter gern kocht und backt. Ich habe es aber immer als etwas eher weniger Wertvolles angesehen und mich lieber mit schulischem Erfolg geschmückt. Dass kostbare Armbänder gerade die Frucht dieses Tuns sein könnten, überrascht mich. Vielleicht muss ich meiner Mutter Abbitte leisten. Ich habe diese Seite bisher völlig abgelehnt.«

Im dritten Traum taucht schließlich die sorgende Haltung in Gestalt einer unterstützenden Frau auf, die ermöglicht, dass ein Wert aus der Tiefe auftauchen kann. Ich erinnerte mich an das Märchen vom »goldenen Fischlein« im Bechstein Märchen, das seine Entsprechung im Grimmschen Märchen von Fischer und seiner Frau findet. Hier ist es ein Butt, aber auch ein Fisch, der über besondere Kräfte verfügt. Wünsche können mithilfe des Fischs in Erfüllung gehen, aber beide Märchen betonen die Notwendigkeit des Maßes. Dazu braucht es die Bescheidenheit einer Hestia, die nicht den Glanz eines olympischen Status braucht, sondern sich in ihrer symbolisch zu verstehenden Ganzheit und Geschlossenheit genug ist. Diese Frau ist offensichtlich archetypische Trägerin symbolischer Pflanzen. Das noch nicht erblühte gelb der Forsythien weist auf künftige Entwicklungen hin, wohingegen die Haselnüsse bereits einen Wert repräsentieren, der auf die Reife hinweist, die sich hinter der harten Schale verbirgt. Die Haselnuss steht symbolisch für magische und chthonische Kräfte. Sie verkörpert darüber hinaus Weisheit und Inspiration. Der Stab des Hermes, Wegbegleiter im Leben und Tod, ist aus dem Haselnussbusch geschnitten (Lutz 2010, S. 143).

4.5 Archetypische Träume von inniger Verbundenheit und der Notwendigkeit der Ablösung

4.5.1 Demeter, die hingebungsvolle Muttergöttin

Preisen will ich Demeter mit herrlichen Haaren. Sie und die Tochter mit schlankem Fuß, die Hades sich raubte. (Pfeiff 2002, S. 3)

Das Moment des Urmütterlichen einer Hestia wird durch die Göttin Demeter noch verstärkt. Die innere Bezogenheit in der Gemeinsamkeit der wertschätzenden, mütterlich sorgenden Beziehung findet auch in der Tatsache seinen Niederschlag, dass beide Göttinnen oft gemeinsam auftreten und damit ein schützendes und bewahrendes Moment vertreten.

Demeter ist, wie Hestia, eine Schwester des Zeus. Sie ist jedoch, weit stärker als Hestia, als aktiv handelnde Göttin im Bewusstsein der Antike verortet. Sie galt als Urmutter von Göttern und Menschen. Als »eine einzige Mutter« kümmert sie sich sowohl um die Lebenden als auch um die Toten. Damit findet sie als einzige göttliche Entsprechung in Hermes ihr männliches Gegenüber.

Als Ceres in der römischen Götterwelt steht auch hier das Fruchtbarkeitssymbol im Mittelpunkt des Kultes. Sie wachte über die Rechte des

Ehestandes und vertrat ganz allgemein das römische Rechtswesen. Ihr bevorzugtes Opfertier war das Schwein, ein Tier, das dem Menschlichen sehr nahesteht. Sie war stellvertretend in Eleusis die Herrin der Mysterien. Ihr Attribut war die Ähre, aber auch die Fackel, als Sinnbild der Klarheit und Erleuchtung.

Ihre hohe symbolische Bedeutung als mütterliches Prinzip gipfelt in der engen Verbundenheit mit der Tochter Kore. In dieser engen Verbindung fußt der Zweipersonenkult, der der symbiotischen Beziehung zwischen Mutter und Säugling entspricht. Beide sind verbunden im Fruchtbarkeitskult, der sowohl in der mythischen Bedeutung des Ferkelopfers als auch von Saat und Ernte sichtbar wird. Wurden im Frühjahr Ferkel lebendig in einer Grotte bestattet, wurden sie als tote Tiere im Herbst mit dem Saatgut vermischt und erneut in die Erde versenkt, um Frucht zu bringen.

Dieser nur durch Frauen vertretene und gefeierte dreitägige Fruchtbarkeitskult weist auf die Bedeutung eines Gegensatzprinzips hin, das im zu Ende gehenden Jahr vermischt in die Erde versenkt wird und im aufsteigenden folgenden Jahr Frucht bringt. In den eleusinischen Einweihungs-Mysterien wird damit auch als großes Geheimnis die Geburt eines Kindes symbolisiert.

Es steht jedoch im Umkreis des Mutterthemas bei Demeter auch Leid und Verzicht in Gestalt des Loslassens im Mittelpunkt. Demeters Tochter Kore (das Mädchen) wurde vom Gott der Unterwelt entführt, ohne dass die Mutter davon wusste. Niemand wollte von dem Raub etwas bemerkt haben, sodass Demeter trauernd und grollend die Ernte verdorren ließ und ruhelos über die Erde wandelte. Um Leben und Fruchtbarkeit schließlich wieder zu ermöglichen und dem sicheren Tod der Vegetation das Leben zurückzugeben, beschloss Zeus einen Kompromiss. Die Tochter, inzwischen Königin der Unterwelt, mit dem personalen Namen Persephone, verblieb die Hälfte des Jahres als Ehefrau des Hades unter der Erde. Die andere Hälfte des Jahres wurde sie dem Licht und der Beziehung zur Mutter wiedergeschenkt.

Die Versöhnung der grollenden Demeter in Eleusis ist ein Hauptmotiv der Mysterien: Mit Scherzen und Lachen sollte die zürnende Göttin versöhnt werden, damit dann, auf einer höheren Stufe, die Erhabenheit einer Erkenntnis von Leben und Sterben, Verbundenheit und Trennung, Individuum und Kollektiv gewonnen werden konnte. Dadurch sollte die

Sehnsucht eines Weiterlebens nach dem Tod und damit der Unsterblichkeit unterstützt werden. Hier gibt es wiederum Anklänge an die ägyptischen Mysterien, die in der Erkenntnis gipfelten, dass Sterben der Anfang eines neuen Lebens sei. Das zentrale Erleben für den Mysten war ein tiefes Eintauchen in das Schicksal der Gottheit, sodass es zum persönlichen Eigenerleben wurde. Die Gegensätze in ihrer Existenz und die Verschmelzung zur Ganzheit von Leben und Tod in einem ewigen Kreislauf wurden so zur Erfahrung des menschlichen Schicksals.

Die heilige Handlung symbolisierte diese Erfahrung: Im zentralen Moment der Einweihung in der Mysterienfeier wurde die Ähre unter tiefstem Schweigen geschnitten. Dadurch wurde die höchste Stufe der Einweihung erreicht, die Schau und das damit eng verknüpfte intuitive Verstehen des Symbols.

Im Bemühen, den Gehalt einer Demeter über die Funktionen C. G. Jungs besser zu begreifen, steht im Vordergrund ihre unbedingte Mutterliebe, die in Liebe und Leid, in Nähe und Distanz, in Groll und Versöhnung von einer intensiven Fühlqualität bestimmt ist. In der Zeit des aktiven Suchens erhält sie sich trotzdem ihre fürsorgenden Eigenschaften. Als Amme des Königs Keleos und seiner Gattin Metaneira sorgt sie hingebungsvoll für deren kleinen Sohn Demophon. Um ihm Unsterblichkeit zu schenken, hält sie den Säugling über ein magisches Feuer. Dies misslingt aufgrund des Einschreitens der erschreckten Mutter.

Demeter erweist sich damit in aller Trauer und Depression, die das Leben auf der Erde zu vernichten droht, trotzdem als dem Leben zugewandt und beweist, dass Mütterlichkeit nicht nur passives Halten, sondern ebenso sehr aktives Handeln ist. Das Denken im Finden eines Kompromisses überlässt sie Zeus, das intuitive Erfassen des Geheimnisses von aufkeimender Saat und Vergänglichkeit, von Leben und Tod, überlässt sie dem Mysterienkult.

Sie bleibt im fühlenden Handeln, im Ausagieren des Gefühls die tatkräftige Mutter, die damit ein Garant für Leben über den Tod hinaus ist. Auf diese Weise repräsentiert sie den Archetyp der Großen Mutter in seinem Doppelaspekt: Einerseits das schützende, Geborgenheit gebende, Leben spendende und Leben erhaltende Prinzip, andererseits aber auch den negativen, entwicklungshindernden Aspekt, indem sie Autonomie und Selbstwerdung erschwert.

> Meine Mutter ist verschwunden. Sie ist einfach weg. Ich gehe in alle Richtungen, um sie zu suchen. Die Gegend ist fremd, fast wie auf dem Mond. Ich gehe schnell zurück. Niemand hat sie gefunden, niemand weiß wohin sie verschwunden ist. Ich bin verzweifelt, wer hat sie gesehen, wo kann ich sie finden?

Das elfjährige Mädchen hat es sich zur Aufgabe gemacht, fürsorgend für die eigene Mutter da zu sein. Sie fühlt sich verantwortlich dafür, dass jene immer wieder in eine kindliche Fantasiewelt abtauchen kann und sich damit der Realität entzieht. Der Traum gibt Hilflosigkeit des Mädchens wieder, angesichts einer Verantwortung, die sie eigentlich nicht tragen kann. Trotzdem sucht sie, ähnlich wie Demeter, danach, die vertraute Rollenverteilung wiederzubeleben. Verzweifelt muss sie erkennen, dass sie diesem Eigenanspruch nicht gewachsen ist. Indem sie in der Mondlandschaft herumirrt, immer mit der fürsorgenden Suche nach der Mutter beschäftigt, übersieht sie die Chance, in dieser fremden Landschaft das Angebot einer Neuorientierung zu erkennen, die ihr erlaubt, sich mit der anstehenden eigenen Entwicklungsaufgabe der Pubertät auseinanderzusetzen. Im Mythos ist Demeter so fixiert darauf, den alten Zustand der Fürsorge einer liebenden Mutter für ihre Tochter wiederherzustellen, dass sie in Depression versinkt. Das Leben erlischt. In der Dürre erstarrt das Leben, Progression wird verhindert. Depression ist das Synonym dafür, dass organische Weiterentwicklung nicht möglich ist. Sich auf neue Realitäten einzustellen, schließt immer auch Verzicht in sich. Bei Demeter heißt das, sie muss anerkennen, dass ihre Tochter nicht mehr das Mädchen, sondern inzwischen die Unterweltskönigin ist. Die Elfjährige muss, indem sie ihre parentifizierende Haltung aufgibt, auch auf einen Machtaspekt verzichten und anerkennen, dass sie nicht in der Lage ist, der Mutter die Zumutung ein aktives, realitätsorientiertes Leben zu wagen, abzunehmen. Gewohntes Tun, auch wenn es an Überforderung grenzt, erscheint deshalb leichter, weil es vertraut ist. Neue Wege zu beschreiten und sie als positive Entwicklungschance zu begreifen, löst immer Ängste aus.

So war die therapeutische Arbeit auch und vor allem die Auseinandersetzung mit multiplen Ängsten, die einst durch die Parentifizierung weitgehend gebannt schienen.

Der folgende Traum wurde ein gutes Jahr später geträumt:

> Mit meinen Schulfreundinnen treffe ich mich irgendwo im Freien. Wir trinken etwas und haben uns viel zu erzählen. Auf einer Erhöhung sitzt auf einem altmodischen Armlehnstuhl sehr aufrecht eine alte Dame in einem gelben Kleid. Sie strahlt Würde und Distanz aus. Angeblich soll sie meine Mutter sein, aber sie kommt mir ganz fremd vor. Trotzdem ist das alles eine angenehme Situation.

Das Selbsterleben hat sich inzwischen deutlich verändert. Im Mittelpunkt stehen jetzt das Halt gebende Kollektiv der Gleichaltrigen. Im Bild des gemeinsamen Redens wird eine neue Art von Zugehörigkeit empfunden, die im Gegensatz zu der Vereinzelung in der Suche nach der Mutter steht. Das Mütterliche wird jetzt als alte Dame geträumt, die auf einem altmodischen Armstuhl thront. Die archetypische Gültigkeit wird im Eindruck der Würde und Distanz dieser Figur sichtbar. Zusätzlich symbolisiert die gelbe Farbe den Aufbruch in andere Räume. Es geht um Entwicklung, die als Botschaft von einer großen Göttin vermittelt wird, die im weitesten Sinn Mutter ist. Die Fremdheit unterstreicht jedoch, dass die Notwendigkeit, sich bemuttern zu lassen oder es umgekehrt selbst tun zu müssen, nicht mehr eigenstes Bedürfnis ist. Es kommt dem Mädchen fremd vor. Sorge und Fürsorge steht nicht mehr im Mittelpunkt, sondern die eigene progressive Entwicklung. So wird auch Demeter wiedereingesetzt als Repräsentantin von Entwicklung und Fruchtbarkeit.

> Ich bin in einer Art von amtlichem Zimmer, einer Kanzlei, es geht um Scheidung. Ich bin dabei, auf ein Baby aufzupassen. Wer soll das Sorgerecht bekommen? Die Mutter hat den Mann und ihr Kind verlassen, es ist eine Tochter. Jetzt will sie sie aber wieder zurückhaben. Das Baby schmiegt sich an meine Brust, es schläft und fühlt sich sichtlich wohl. Die Mutter will es wegreißen, aber das Kind hält sich fest. Es gehört zu mir und ich will es gar nicht mehr loslassen. Ich fühle mich wohl und freue mich.

Die 19-jährige Träumerin hatte große Schwierigkeiten, ihre eigene Weiblichkeit zu akzeptieren. »Ich will auf keinen Fall mal Kinder haben. Ich finde

Kindheit so schrecklich. Ich habe immer gehört, was ich zu tun und zu lassen habe, wie ein braves Mädchen sich verhalten solle. Aggression wurde nur meinem Bruder zugestanden. Meine Mutter war selbst konfliktscheu. Sie hat sich nie mit meinem Vater und seinen autoritären Erziehungsvorstellungen auseinandergesetzt. In die Gefahr will ich nicht kommen!«

Die Patientin berichtete den Traum regelrecht empört. Meine Bemerkung, der Traum könne vielleicht kompensatorisch zu ihrer bewussten Einstellung stehen und auf noch nicht wahrgenommene Möglichkeiten in ihrem Unterbewusstsein hinweisen, lehnte sie kategorisch ab. Ich nahm meine Zuflucht zu den archetypischen Bildern einer Hestia und Demeter. »So kann ich mir Mütterlichkeit vorstellen, äußerte sie nach einer langen Pause des Nachdenkens. Muttersein hat offensichtlich nach meinem Traum nichts mit den Rechten einer leiblichen Mutter zu tun, sondern…«, sie verstummte. Ich ergänzte, »vielleicht ist damit eine Haltung der liebevollen Bezogenheit zum Kind, zur Familie gemeint«. »Ich muss mal sehen«, äußerte sie schließlich und lieh sich mein Lexikon der Antike aus. »Vielleicht haben Sie ja recht, aber ich will selbst hinfühlen.«

Zusammenfassung

Die Große Mutter als archetypische Gestalt hat viele Gesichter. Die göttlichen Vertreterinnen kann man in einer Dreiheit zusammenfassen: Einmal geht es um Macht und Stärke, zum anderen um Autonomie und innere Unabhängigkeit und schließlich um Mütterlichkeit und Bezogenheit und Fürsorge. Grundsätzlich verfügt jeder Archetyp über einen Plus- und einen Minuspol. Die Wirksamkeit dieses Archetyps in sich wahrzunehmen, fasziniert ebenso, wie es erschreckt. Weibliche Eigenständigkeit vergleicht sich nicht mit dem Männlichen, sondern wagt, sich zu unterscheiden und eigenen Bedürfnissen Rechnung zu tragen. Das steht nicht im Gegensatz zu mütterlicher Beziehungsfähigkeit. Die vielfältigen Aspekte der Weiblichkeit in den Bildern der unterschiedlichen Gottheiten zu erkennen, ist Aufgabe und Zumutung: Es geht darum, das zu suchen und zu leben, was der eigenen Individualität entspricht und sich schwerpunktmäßig in den unterschiedlichen Entwicklungsstufen verändern will.

Literatur zur vertiefenden Lektüre

Bentz, M. (Hrsg.) (2008). *Rasna. Die Etrusker.* Petersberg: Michael Imhof.

Bubenheimer-Erhart, F. (2014). *Die Etrusker.* Darmstadt: Wissenschaftliche Buchgesellschaft.

Neumann, E. (1974). *Die Große Mutter.* Olten: Walter.

Wilde, L.W. (2010). *Geheimnisse der Kelten.* Hildesheim: Gerstenberg.

Weiterführende Fragen

- Kann eine Lilith als mythologisches Bild wegweisend sein für selbstständige und doch bezogene Weiblichkeit?
- Warum wird man der Vielfalt des weiblichen Archetyps nicht gerecht, wenn in Polaritäten gedacht wird?
- Welche Aspekte der Eigenständigkeit und Unabhängigkeit finden in einem Mythos seinen Niederschlag?
- Welche Wurzeln hat das Bild der Großen Mutter?
- Wird der Feminismus den mythologischen Bildern des Weiblichen gerecht?

5 Die Vatergottheiten als Ausdruck des zugrunde liegenden Patriarchats

Die griechische Antike war der Überzeugung, das Männliche sei dem Weiblichen überlegen. Die Frau hatte innerhalb der Familie Schlüsselgewalt. Eigenständigkeit, wie sie die Dichterin Sappho lebte, waren die Ausnahme.

Dieser Vorstellung gemäß wurde die Welt unter den männlichen olympischen Göttern aufgeteilt. Zeus erhielt die Herrschaft über Himmel und Erde, Poseidon über die Meere und Pluto schließlich über die Unterwelt. Nach der Überlieferung wurde die Entscheidung in Übereinstimmung gefällt. Erst allmählich kristallisierte sich die Dominanz von Zeus, als dem Vater und machtvollen Herrscher heraus.

Der allmächtige Vater in der Gestalt von Zeus, Jupiter, Odin oder dem Keltengott Taranis verkörpert, entspricht offensichtlich einem archetypischen Bedürfnis des Menschen. Sich mit der Macht des Denkens zu identifizieren, erlaubt das Gefühl der Überlegenheit. Gleichzeitig zeigen diese Vatergottheiten aber in allen Kulturen auch sehr menschliche Züge. So sind sie in ihrer unsterblichen Ferne gleichzeitig nahe und erlauben damit Sicherheit und Halt. Eine Grundtendenz dieser Vatergottheiten ist ihre Macht, gelegentlich ihre Willkür, die sie gemäß ihrem freien, an wenig Verpflichtungen gebundenen Willen ausüben.

In diesen Göttern begegnen uns die unterschiedlichsten Eigenschaften. Ihnen allen gleich ist jedoch die Dominanz des Denkens, des Planens, des Wissens und im besten Fall der Erkenntnis. Sie sind nicht nur von ihren Bedürfnissen getrieben, sondern verfügen über ein willentliches Durchdringen ihrer Vorhaben. Sie lieben die Macht als Ausdruck von Bewusstheit und Kontrolle. Es ist entweder die Macht über andere oder auch die Macht, etwas zu bewegen, Veränderungen zu initiieren, neue Perspektiven zu realisieren.

Blitz und Donner sind die Attribute des Zeus. Damit wird seine Gewalt im Positiven wie im Negativen unterstrichen. Zu ihm gehört die freundliche Weite des Himmels, die Überblick und Klarheit erlaubt. Das wird auch in dem Volkstümlichen, einen »Geistesblitz« haben oder auch den zündenden Funken der Erkenntnis zu genießen, offenbar. Um jedoch diesen Himmel der Geistigkeit zu besitzen, ihm sich anzuvertrauen, muss man die Mutter Erde verlassen und sich auf die »Freundlichen Weiten« einlassen. Im übertragenen Sinn heißt das aber auch, den sorgenden und hütenden Aspekt der Mutter Erde zu verlassen und sich auf eigene autonome Impulse zu besinnen. Ist die Bindung im Sinne einer Abhängigkeit an die konkrete Mutter zu stark, fehlt der Mut zur freien Entfaltung eines handelnden Ichs. Der im Symbol des Weitblickes angedeutete freie Wille, die Beweglichkeit des Denkens, die rasche Entscheidungsfähigkeit ist blockiert.

5.1 Archetypische Träume von Macht und Dominanz

5.1.1 Zeus, der Herrscher und Vatergott

> *Zeus will ich preisen, den besten und größten der Götter, den weithin schauenden Herrn, den Vollender... Weitdonnernder Zeus, sei huldreich, ruhmvollster, bester. (Pfeiff 2002, S. 61)*

Zeus war der jüngste Sohn seiner Mutter Rheia und seines Vaters Kronos. Um Zeus zu retten, reichte Thea ihrem Mann einen in Windeln gewickelten Stein, den er wie seine übrigen Kinder, aufgrund der Angst von ihnen gestürzt zu werden, verschlang. So konnte Zeus im Ida Gebirge auf Kreta aufwachsen und später in einem zehnjährigen Kampf den Vater und die Titanen stürzen und mit seinen Brüdern die Weltherrschaft antreten. Auch wenn Zeus letztlich als höchster Gott anerkannt wurde, besaßen die drei Brüder jeweils in ihrem Reich die absolute Macht.

Was Zeus angesichts seines dominanten Denkens fehlt, ist das Moment des Fühlens, der liebenden Hingabe und Treue. So war er sechs Mal verheiratet. Hierbei ist wesentlich, sein Tun nicht moralisch zu bewerten, sondern die Bedeutung der dadurch entstehenden Kinder Wert zu schätzen: Mit der weisheitsvollen Metis zeugte er Athene, mit der Titanin Themis, die Gerechtigkeit und Ordnung repräsentierte, die Horen und die Moiren. Die Horen standen sinnbildlich für die Jahreszeiten und weitergehend für Friede, Ordnung und Gerechtigkeit. Die Moiren vertraten dagegen das Schicksal in Leben und Tod. Demeter, seine göttliche Schwester, schenkte ihm Persephone. Mit Mnemosyne, als Sinnbild der Erinnerung, zeugte er die neun Musen. Schließlich war seine sechste Gemahlin Leto, die dadurch zur Mutter der Zwillinge Artemis und Apoll wurde.

Weil bei Zeus das Fühlen als entwickeltes Erleben angesichts seines dominanten Denkens phasenweise ein Schattendasein führte, war er immer wieder fasziniert von schönen sterblichen Frauen, die sein Begehren weckten. Die Befriedigung seiner schnell entflammbaren Verliebtheit duldete keinen Aufschub. Dass er sich dabei nicht selten einer symbolischen Erscheinungsform oder der Gestalt eines Tieres bediente, war der Versuch, der Eifersucht Heras zu begegnen, auch wenn es nicht wirklich gelang.

Auch Odin, dem Göttervater der nordischen Mythologie, fehlt das Moment liebevoller Verbundenheit. Er gefiel sich entweder in der Männergesellschaft mit dem Hammer werfenden Thor, vergleichbar der Haltung eines Original- und Kraftgenies des Sturm und Drangs, oder suchte in Einsamkeit den Weg des Wissens und der Erkentnis. Auch den Etrusker-Vater-Gott Tinia verkörperte vor allem den Blitze schleudernden Schicksalsgott und damit die unausweichliche Macht des Göttlichen. Der Keltengott Taranis seinerseits steht Odin nahe, indem er Allmacht, Kraft und Weisheit vertritt.

Es sind Eigenschaften, die über Sehnsucht und Identifikation Sicherheit in der männlichen Rolle versprechen. Gefährlich ist es jedoch, sich mit dem Archetyp selbst zu identifizieren.

Auch im Grimmschen Märchen »Vom Fischer und seiner Frau« spiegelt sich diese Hybris. Mehr, höher, weiter, maßlos und grenzenlos die menschlichen Erkenntnismöglichkeiten einer materialistischen Perspektive zu erweitern, scheint eine Verführung, die den Absturz in sich trägt. »Zu werden wie der liebe Gott«, der letzte Wunsch der Fischersfrau, stürzt sie zurück in die kärgliche, armselige Rolle der Anfangssituation »sie sitzt wieder in ihrem Pisspott. Und da sitzen sie bis auf den heutigen Tag« (Grimm 1984, S. 119). Aufgabe des Menschen ist, seine besonderen Möglichkeiten und Begabungen anzuerkennen. Sie mögen in einem »geistigen Höhenflug« in die Gottnähe führen. Sie machen jedoch nicht zum Gott. Damit ist eine hohe Begabung, aber auch die Bereitschaft sich in der Tiefe seines Wesens zu erkennen, immer auch von dem Schatten eines Absturzes begleitet, der bis in eine Psychose führen kann.

Es sind göttlich-menschliche Züge, Haltungen und Einstellungen, die uns erlauben sollen, sich mit uns selbst zu befreunden und die Vielfalt von Eigenschaften zu akzeptieren.

Gerade die Vatergottheit in ihrer Dominanz weist auch auf eine zusätzliche Gefahr hin, die durch den einseitigen Machtanspruch entsteht. Kinder und Jugendliche, die sich mit ihrer Umwelt immer wieder in Machtkämpfe verwickeln, haben Schwierigkeiten, sich auf eine ausgeglichene emotionale Begegnung einzuschwingen. Für sie gilt der Anspruch vorn sein zu müssen und den Ton anzugeben. Sie lieben es, zu bestimmen, sie haben Ideen und Vorstellungen, die jedoch auch buchstabengetreu erfüllt werden müssen. Sie sind gewissermaßen ein »sprechender Kopf«, der über Emotionen hinweg geht. Solche Kinder und Heranwachsende kränken ohne Rücksicht, sind aber nur unter Schwierigkeiten in der Lage, mit Kritik an der eigenen Person umzugehen. Lautstarke Reaktionen gehören dann zu seinem Reaktionsmuster. Damit können sie sich zwar im besten Fall als Führerpersönlichkeit qualifizieren, aber häufig sind sie auch sehr allein. Sie sind »einsame Spitze«, aber ohne wirkliche Freunde. Auf der anderen Seite besteht gleichermaßen die Gefahr, ausgegrenzt zu werden und über die eigenen Fallstricke ihres kompromisslosen Anspruchs großartig zu sein, zu stolpern. Das bedeutet, dass jede Götterfigur auch auf eine mögliche Einseitigkeit hinweist und damit gleichzeitig auf die Entwicklungsaufgabe, die Einbahnstraße des Denkens und Handels zu verlassen. In diesem Fall bedeutet es, auf die Pflege von Gemüt und Gefühl zu achten. Es ist die Bereitschaft, nicht nur die eigenen Bedürfnisse zu sehen und schnellstmöglich zu verwirklichen, sondern sich auch in andere einzufühlen und deren Notwendigkeiten zu berücksichtigen.

Ich war bei Barack Obama zuhause und er zeigte mir seine Kunstgegenstände. Am wichtigsten war ihm ein silberfarbener Buddha mit

> Edelsteinen auf dem Kopf und einem freundlichen Lächeln. Er (Barack Obama) hat mir ehrfürchtig und liebevoll über den Kopf gestrichen.

Barack Obama wurde zu jener Zeit, als die 16-Jährige diesen Traum hatte, als der große Lichtbringer gefeiert. Fast macht es den Eindruck, als habe sich die Träumerin mit dieser Lichtgestalt identifiziert. Der Traum könnte weitergehend auf eine Einseitigkeit hinweisen, eine Überhöhung des eigenen Wertes im Bild der zahlreichen Kunstschätze. Auf der Subjektstufe könnte diese Präsentation von Werten, gipfelnd in dem geschmückten Buddhakopf, auf eine narzisstische Selbstverliebtheit hinweisen. Eine Identifikation mit einer machtvollen, götterähnlichen Figur stellt immer Verführung und Gefährdung dar. Möglicherweise wird mit dem Buddhakopf auch darauf hingewiesen, dass der Kopf allein als Hinweis auf Begabung und Intelligenz nicht als ausschließlicher Wert zu betrachten ist.

Die Jugendliche war tatsächlich eine hochintelligente und zusätzlich bildschöne Erscheinung. Sie fühlte sich dem »Fußvolk«, wie sie ihre Klassenkameradinnen und -kameraden nannte, haushoch überlegen und ging über das Internet immer wieder Beziehungen mit wesentlich älteren Männern ein. Nähe konnte sie jedoch nicht zulassen. »Das sind geistvolle Männer, mit denen ich mich philosophisch austausche,« argumentierte sie. Bescheidener zu werden, sich auch einmal einen durchschnittlichen Status zuzugestehen, sich auf ein menschliches Maß als genügend einzuschwingen, fiel ihr schwer. »Bereits der Gedanke macht mich depressiv«, äußerte sie.

Es war ein langer Weg, bis sie sich mit ihrem überhöhten Anspruch an die eigene Person, dem nur ältere und geistvolle Männern gerecht werden konnten, auseinandersetzen und auf »Gottähnlichkeit« ihrer Partner verzichten konnte.

> Ich träumte von Landschaften mit hohen Berggipfeln auf die ich nicht wollte, weil ich Angst vor der gewaltigen Höhe hatte. Ich hatte das Gefühl, dort oben mein Gleichgewicht zu verlieren und irgendwie auch mich selbst.

Dieser einige Monate später auftauchende archetypische Traum übernahm bei der Jugendlichen eine, die bewusste Haltung korrigierende Funktion.

Die Träumerin war, wie sie selbst sagte, »eine Himmelstürmerin«. Ich schaffe das, was ich mir vornehme. Ich will mal ganz oben stehen!«

Die Träume vermittelten ihr über die heilsame Angst, die Gefahr, die in ihren Vorstellungen lag. Dabei beeindruckte uns beide, wie eindeutig die Traumsprache sie warnte. So war es nicht notwendig, vermehrt auf die Notwendigkeit eines maßvollen Lebensentwurfes hinzuweisen. »Das muss ich wohl anerkennen, wenn es mir auch schwerfällt!«

5.2 Archetypische Träume von Impulsivität und Gewalt

5.2.1 Poseidon, der Herrscher der Meere

Von Poseidon, dem großen Gott beginn' ich zu singen, dem Beweger der Erde und rastlosen Wogen des Meeres… Erderschütterer, die Götter verliehen dir zweifache Ehre; Rossebezwinger zu sein und Retter der Schiffe. Gruss Dir, Beweger der Erde mit schwarzblauer Mähne, Seliger, komme den Schiffern mit gewogenem Herzen zu Hilfe! (Pfeiff 2002, S. 61)

Während Zeus als Beherrscher des Himmels und der Erde gilt, somit dem Bewusstsein und der Rationalität zugeordnet ist, beherrscht Poseidon die Welt der Meere. Ihm werden Gefühle, allerdings in häufig undifferenzierter Form, zugeordnet. Sein Pferdegespann mit dem er das wilde Meer, die schäumenden Wellenkämme durchmisst, könnte auf die Nähe zur Welt archaischer Instinkte hinweisen. Er wurde auch der Erderschütterer genannt. Erdbeben und Seebeben waren das Symbol für seine häufig unbeherrschbaren Emotionen. Die Mythen schildern Poseidon angesichts dieser Wesenszüge als explosiv und gelegentlich grob. Sein überbordendes Temperament äußerte sich in Anfällen von Jähzorn, Rachsucht und Gewalttätigkeit, ähnlich wie das Meer mit Turbulenzen und Strudeln droht. Poseidon scheint immer im Schatten seines mächtigen Bruders Zeus zu stehen. Seine Macht gefällt sich vor allem in der Destruktion: Indem er das Meer aufwühlt, stellt er eine permanente Bedrohung für die Seefahrer dar. Dies wird besonders am Schicksal Odysseus deutlich, der von Poseidon gnadenlos verfolgt wurde, weil er dessen Sohn Polyphem geblendet hatte. Die Gewalttätigkeit des Poseidons, seine plumpe Stärke und Überlegenheit, zeigte sich auch in seinen Söhnen. Der bekannteste ist Polyphem, ein Riese, der in einer Höhle hausend zunächst als liebender Hirte seiner Schafe geschildert wird. Allerdings äußerte sich seine grausame Seite, indem er ohne Empfindung die Kameraden des Odysseus bei lebendigem Leibe verschlang. Polyphem ist damit ein Repräsentant archaischer Kräfte, der bewusstes Mitgefühl nicht kennt. Stattdessen lebt er noch im archaisch sorgenden Bereich des Mütterlichen, pflegt und ernährt seine Schafe wie auch seine Nahrung vor allem aus Milcherzeugnissen bestehend. In ihm könnte man eine archaische Repräsentanz des Weiblich-Mütterlichen vermuten, der aus dem Instinkt heraus sorgend lebt, jedoch mit diesen Kräften undifferenziert umgeht. So können sich fürsorgliche Empfindungen schlagartig ins Gegenteil verkehren, wenn dieser unbewusste Einklang gestört wird. Dann wird die destruktive, Leben auslöschende Seite aktiviert, die ohne Empfindung Individualität, wie sie Odysseus und seine Gefährten repräsentieren, vernichtet. Dieser Macht kann man nur mit List begegnen, einer Eigenschaft, die aus einer Mischung von Intuition, dem guten Einfall und dem klaren Denken besteht. Ähnlich wie im Märchen von Hänsel und Gretel der fressende und vernichtende Aspekt des Mütterlichen in Gestalt der Hexe nur mit der List einer Gretel entschärft wird, muss Odysseus diese List, von einem Ich gesteuerte Fähigkeit übernehmen.

Über die Blendung, die nur über die Alkoholisierung, also eine weitergehende Lähmung des Bewusstseins möglich ist, kann die Befreiung mit einer weiteren List gelingen. Die Gefährten und Odysseus selbst befestigen sich an der Unterseite der Schafe. Polyphem kennt nur die Oberfläche, sodass er das Entkommen seiner Widersacher nicht bemerkt. Indem sich Odysseus als »Niemand« bezeichnet hat, unterstreicht er die fehlende denkend kritische Dominanz des Riesen (Tripp 1991, S. 372).

Ein weiterer Sohn des Poseidons wird in der Argonautika des Appolonius von Rhodos geschildert. Dieses Epos, vermutlich noch älter als die Ilias, schildert diesen Sohn, Amykos, als grausamen Faustkämpfer, der jeden Vorbeikommenden zum Faustkampf herausforderte und mit seiner archaischen Kraft tötete. Erst einem Gefährten des Jason, Polydeukos, bezeichnenderweise einem Sohn des Zeus, gelingt es, ihn mit einem gezielten Schlag hinter dem Ohr zu töten (Lutz 2010, S. 52).

Poseidon konnte jedoch auf der anderen Seite wie das glatte, ruhige Meer, gütig und liebevoll sein: seine goldmähnigen Pferde durchmaßen dann die spiegelglatte See und die Ungeheuer des Wassers spielten friedlich um ihn. So ist der andere Pol des eruptiven Fühlens seine Sensibilität und Güte. Allerdings sind diese Seiten erst sozusagen unter der Oberfläche des Meeres zu finden. Grundsätzlich hat dieser Gott die Fähigkeit, sich dem Unbewussten, für das das Meer Symbol ist, zuzuwenden. Eine Tiefe auszuloten, sich mit den verschiedenen Bewohnern des Meeres vertraut zu machen, entspricht auf der Symbolebene der Fähigkeit, die vielschichtigen Dimensionen des Unbewussten wahrzunehmen und Erkenntnisse zu gewinnen, die dem rationalen Prinzip, dem pragmatischen »In der Welt sein« verschlossen sind. Einen Zugang zu diesen Seiten nicht nur zufällig zu finden, sondern dort heimisch zu werden, ohne im Unbewussten zu ertrinken, zeigt, dass Poseidon mit seiner Gemahlin Amphitrite in der Tiefe in einem schönen Palast wohnt. Ein hin und her gehen zwischen Oberfläche und Meerestiefe entspricht einem Ziel der Selbsterkenntnis, den Weg vom Ich zum Selbst, vom Selbst zum Ich immer wieder neu zu wagen.

Stand bei Zeus und den parallelen Vater-Gottheiten das Denken im Vordergrund, was zwangsläufig – gemäß der Jungschen Funktionen – das Fühlen in den Schatten verbannte, dominierte bei Poseidon und seinen Nachkommen das Gefühl und ein damit verbundenes gelegentlich unreflektiertes Handeln. Damit repräsentieren Zeus und Poseidon ein Gegensatzpaar, das sich gleichzeitig ergänzt und damit zusammengehört. In der germanischen Mythologie gibt es zwischen Odin und Thor eine ähnliche, einerseits sich unterscheidende, andererseits sich ergänzende, Gemeinschaft.

I. Ich stand auf einer Wiese. Vor mir auf einem Hügel standen drei mächtige weiße Stiere. Einer von ihnen blickte zu mir herunter. Nach einer Weile, in der wir uns anschauten, kam er auf mich zu. Vor mir lag ein Gewehr auf dem Boden. Ich nahm es auf. Ich habe durchgeladen und auf den Stier, der auf mich zukam, angelegt. Kurz bevor er bei mir war, habe ich abgedrückt, dann war er verschwunden.

II. Vor mir war ein Löwenkopf, aus ihm wurde ein Stierkopf in gleicher Farbe. Daraus wurde der Kopf eines Mannes mit schwarzen Locken und einem mächtigen Bart. Ich konnte trotz Bart die glatte Haut seines Gesichtes sehen. Er hatte eine sehr große Nase und markante Gesichtszüge. Er hat sich nicht bewegt.

Der 19-jährige junge Mann kommentierte seine Träume zunächst kopfschüttelnd, indem er sagte: »Ich weiß gar nicht, was ich mit den Stieren habe. Ich habe überhaupt keine Beziehung zu diesen Tieren.«

Als ich kurz König Minos und das Stieropfer erwähnte, wurde er nachdenklich. »Soll das heißen, dass ich nicht einfach gewalttätig sein soll, sondern abwarten muss? Das entspricht mir aber gar nicht. Ich habe Aggressionen und die müssen ausgelebt werden.« Ich hielt dagegen, dass gewaltsames Töten nicht einem rituellen Opfer gleichzusetzen ist. Die Antwort lag im Grunde im zweiten Traum. Es geht um die Anerkennung von Kraft und Stärke, die in diesen archaischen Tierköpfen symbolisiert ist. Es sind weniger die vitalen Kräfte als die geistigen Mächte, die dahinterstehen, weshalb die Traumsprache im zweiten Traum nur von Köpfen spricht, die sich dann im menschlicher Form erneut und bewusstseinsnäher darstellen. »Also nicht immer spontan um sich schlagen, sondern lernen, abzuwarten,« schloss der junge Mann, jetzt als Ausdruck der Erkenntnis, unsere Versuche, die Träume zu verstehen, ab.

5.3 Archetypische Träume von der ängstigenden Dunkelheit des Unbewussten

5.3.1 Hades, der Herrscher in der Unterwelt

Mitleid habt mit dem Mann, der Obdach braucht und Bewirtung… (Peiff 2002, S. 71).

Dieser Hymnus ist zwar nicht an Hades direkt gerichtet, aber er verdeutlicht, dass dieser dritte Vatergott seitens der reicheren Brüder wenig wertgeschätzt wurde. Er führt als Gott der Unterwelt, im wahrsten Sinne ein Schattendasein. Während Pluto, ein positiver Aspekt des Hades, vor allem zum Bereich der Vegetation gehört, eines in der Tiefe schlummernden Keimes, der Frucht tragen wird, repräsentiert Hades vor allem den Dunkelaspekt der Götterwelt und des menschlichen Seins und Erlebens. In seinem Reich herrscht Trostlosigkeit, dort, wo sich nach griechischer Überzeugung die blassen Schatten der Verstorbenen aufhalten, bis sie sich irgendwann auflösen.

Hades hatte den Beinamen »der nicht Sichtbare«. Er herrschte in seinem dunklen Reich und hat es, laut der Überlieferung nur einmal verlassen, als er Demeters Tochter Kore raubte. Seine Macht ist in der Unterwelt nahezu unbegrenzt, sodass er häufig auch als Zeus der Unterwelt bezeichnet wurde. Er war ein grimmiger, jedoch nicht bösartiger Gott, der für die strenge Teilung von Oberwelt und Unterwelt sorgte. Im Übrigen bleibt Hades Herrscher über das Reich der Toten, der blassen Schatten. Es wird von dem dreiköpfigen Unterweltshund Zerberos bewacht. Damit wird auf die Realität des Todes in seiner alle betreffenden Unausweichlichkeit hingewiesen. Mit der Dreizahl steht zahlsymbolisch gleichzeitig das männliche Prinzip als Ausdruck einer patriarchalischen Weltsicht im Mittelpunkt (Schimmel & Endres 1984, S. 72 ff.).

Psychologisch entspricht das große Reich dieses Gottes dem Unbewussten. Hier befinden sich individuell all die Eigenschaften, die ein helles Bewusstsein nicht akzeptieren kann. Es sind die heftigen, negativ bewerteten Gefühle wie Eifersucht, Neid, Rivalität, aggressive Empfindungen, aber auch Leid, Trauer und Depression. Neben diesen individuellen Gefühlen, häufig angesichts der Prägungen in der Kindheit als dunkel, gefährlich »böse« in den Untergrund verbannt, ist der Hades als Ort auch Hort der archetypischen Gesetzmäßigkeiten. Hier werden die kollektiven Erfahrungen der Menschheit gespeichert. Hier ist der Ort, in dem die Wahrheiten, die erlebten Erfahrungen zu finden sind, wie sie Mythen, Märchen und Träume widerspiegeln. Hier findet sich der Gegenpol zum bewussten, rationalen Denken, zur Klarheit des Geistes, zum willentlichen Durchdringen einer schwierigen Lebenssituation, zur Ordnung und Struktur. Darum ist es nicht umsonst, dass dieser Ort und mit ihr der dritte Vatergott gleichen Namens ängstigt, aber auch fasziniert. Man kann ihn als Vertreter des Chaos betrachten, weil sich diese Seite nicht extravertiert, offen und in seiner Klarheit nachvollziehbar präsentiert. Stattdessen ist es die Intuition, die begreift, dass das Leben auch ein unordentliches ist, die anerkennt, dass spontane eruptive Ausbrüche nicht mit vernünftigen Argumenten in Schach zu halten sind. Das gilt für aggressive Durchbruchsreaktionen, ebenso wie für Panikattacken, die scheinbar aus heiterem Himmel ein Kind, einen Jugendlichen und Erwachsenen überfallen können.

Im Zulassen dieser spontanen Empfindungen, im Ausleben dessen, was zwar emotional bewegt, aber in der Tiefe des Hades vergraben war, entfalten sich positive Gefühle und die Panikattacken entschlüsseln sich in ihrer Sinnhaftigkeit.

Eine 18-Jährige, schwer traumatisiert durch realen und emotionalen Missbrauch, litt neben schweren depressiven Verstimmungen an bis Stunden anhaltenden Panikattacken, die sich mehrmals am Tag wiederholen konnten. Ihre Versuche, sie rational zu erklären oder ihrer so gefühlten Sinnlosigkeit vernünftig gegenüber zu stehen, brachten keine Lösung, sondern vertieften die depressiven Verstimmungen gepaart mit Zweifel, Verzweiflung und einer Atmosphäre der Vertrauenslosigkeit, die mich als Therapeutin einschloss.

Eine erste Veränderung entstand durch meine Bankrott Erklärung. Mit der von mir bekannten Hilflosigkeit beschritten wir beide das Reich des Hades, dem Dunkel der Irrationalität, der Ungesichertheit und des nicht Wissens. Im symbolisch zu verstehenden tastenden Umherirren konnten bei der Patientin erstmals archaische Gefühle durchbrechen: Zorn, Wut, Hass, Enttäuschung und eine tief empfundene Trauer, die jedoch im Gegensatz zur stumpfen Depression von lebendiger Leiderfahrung durchdrungen war. Danach konnte zunächst nur als einmaliges Erleben eine strahlende Lebensfreude aufbrechen »wie ein Sonnenstrahl durch finstere Wolken.« Sie konnte ein tiefes Glücksgefühl erleben, dass sich ausbreitete. Das bewusste Anerkennen des Reiches von Hades und seines ängstigenden Königs führte zu einem neuen Anfang, der Kraft, sich wieder dem Licht der Oberwelt zuzuwenden.

Mich erinnerte ihre Geschichte an den Raub der Kore durch den Unterweltskönig Hades.

Seine Überwältigung der Tochter Demeters entsprach der Missbrauchserfahrung meiner Patientin. Demeter stürzte in depressive Verzweiflung, aß und trank nichts und betrauerte nur den Verlust von Sicherheit und Geborgenheit durch ihr Muttersein.

Als zusätzliche Dimension mag es auch der Schwellensituation entsprechen, dem Übergang von einer Tochter zur erwachsenen Frau. Der Verlust der kindlichen Geborgenheit mag einem Absturz in die Finsternis gleichen. Die neue Identität zu gewinnen geht nur durch das Tal der Tränen. Die Gewalttätigkeit des Männlichen in Gestalt des Vergewaltigers muss in der Tiefe der Verzweiflung überwunden werden, um sich als handelnder Mensch neu zu begreifen und dem Leben in der Helligkeit des Bewusstseins neu begegnen zu können. Das umfasst auch das Reich des Weiblich-Mütterlichen, das eine neue Kommunikation nicht mehr als Kore, als Mädchen, sondern als erwachsene Frau, als Persephone, erlaubt.

> Ich träume von dem »schwarzen, bösen Mann«. Er sieht aus wie Batman, hatte eine Maske auf, einen Umhang an, alles in schwarz. Ich versuche ihm, zuerst im Spaß, die Maske vom Gesicht zu reißen, aber es gelingt mir nicht. Ich merke, er meint es ernst. Er hat ein ungeheuer wuchtiges Kinn. Es war noch eine Frau mit dabei. Er kam öfters und einmal sagte er zu mir, ich solle an dieser Wand anfangen zu graben, dahinter wäre ein Totenkopf, den er brauche. Mir war unheimlich und ich hatte Angst vor ihm.

Der Traum spielt die Erfahrung der negativen männlichen Identität, die meine Patientin mit wahrhafter Todesangst konfrontierte. Für sie war es ein Spiegel ihrer eigenen Erfahrung. In der archetypischen Deutung wurde der Traum zur Konfrontation mit dem eigenen Schatten, eine Notwendigkeit, die sich in Gestalt der begleitenden Frau bereits andeutete. Die Zumutung des Grabens bedeutete für sie ein inneres Wissen, dass es mit einem vorübergehenden Glücksgefühl nicht getan war. Eine erneute Erfahrung mit der Tatsache, immer in Todesgefahr zu sein, wurde zur Erkenntnis einer menschlichen Realität. Ihr Kommentar nach einigen Stunden war: »Vielleicht muss ich mich tatsächlich mit dieser dunklen Gestalt befreunden, statt in Panik immer davonzulaufen.«

> Eine Stimme sagte, da ist eine Leiche hinter dem Vorhang. Ich zog den Vorhang weg, da stand ein großer Mann mit dem Rücken zu mir, ganz in

> schwarz, auch die Schuhe. Sie waren wie Blöcke, viereckig. Der Mann war aber nicht tot. Er drehte sich nach links weg, ohne dass ich irgendetwas von ihm erkennen konnte. Da stand vor ihm eine Frau, wesentlich kleiner. Auch sie war schwarz gekleidet, drehte sich ebenfalls nach links. Ich konnte nichts erkennen, auch ihr Gesicht konnte ich nicht sehen.

In diesem Traum scheint sich eine Fortführung der Thematik anzubahnen. Die Träumerin kann die Konfrontation mit der Dunkelseite nicht dadurch ausblenden, dass die dunkle Gestalt tot ist. Die Wendung nach links, die beide Figuren beschreiben, könnte erneut andeuten, dass es um eine Konfrontation mit der eigenen Dunkelseite geht. Dass es die Träumerin selbst betrifft, zeigt auch die Zahlsymbolik der vier, die in den weiblichen Raum weist. Vielleicht ist es die eine männliche Seite, der Animus, der sich wandeln will und die Möglichkeit sucht, Licht ins Dunkel zu bringen. Im Schwarz findet sich ja das ganze Spektrum der Farben. Nach Lüscher (1971) ist diese Farbe nicht so sehr die der Trauer, sondern unterstreicht das Fanatische, Extreme in einer Lebenshaltung. Alle Extremgruppen, ob in geistiger Hinsicht oder in der Äußerung von Brutalität, wählten als zentrale Farbe schwarz, seien es die Existenzialisten oder die Faschisten, die SS oder die Rocker. Damit ist die Notwendigkeit einer Wandlung unterstrichen, die die Jugendliche, immer deutlicher in ihren archetypischen Träumen gespiegelt, anerkennen mussten.

> Zwei Frauen stehen vor einem geöffneten Schrank. In dem Schrank hängen ein paar Jacken.
>
> Am Haken und ganz rechts ein Männerkopf. Er hat dunkle Haare und dunkle, blitzende Augen. Irgendwie scheint er lebendig. Zuerst gruselt mir etwas, aber dann geht es. Die eine Frau, zu der der Kopf gehört, umarmt ihn etwas und sagt zu der anderen: ich wollte ein Geschäft mit ihm zusammen machen, aber auf der Fahrt hierher hatte er einen Autounfall.
>
> Jetzt habe ich hier seinen Kopf zum Dank aufbewahrt.

Eine 16-Jährige schilderte diesen Traum sehr zögerlich. »Ich kann mir da keinen Reim drauf machen«, meinte sie. Sie hatte keine gute Meinung von

Männern. »Die sind doch alle nur schwanzgesteuert« war ihre häufig geäußerte Überzeugung. Wie so oft bei archetypischen Träumen war das auftauchende Bild, ein Männerkopf im Schrank, zunächst befremdlich, erschreckend. »Meinen Vater habe ich nie gemocht. Er war laut und wenn er getrunken hatte, hatten wir alle Angst vor ihm, auch meine Mutter. Andere fanden ihn attraktiv, ich fand ihn nur widerlich!«

Der Traum wies deutlich darauf hin, dass es für die Jugendliche darum ging, sich mit der machtvollen Vaterfigur auseinanderzusetzen, der deutlich Züge eines archaisch machtvollen Vatergottes hatte. Dieses ambivalente Bild übertrug die Träumerin auf alle männlichen Begegnungen. Sie fand Männer mächtig, fühlte sich einerseits angezogen, andererseits abgestoßen. Als wir nach einigen Monaten den Traum nochmals betrachteten, meinte sie: »Ich kann das Männliche nicht nur auf einen Kopf reduzieren und im Schrank verstecken. Vielleicht ist die andere Frau auch ein Teil von mir und ich muss zurück, um sozusagen vor dem Autounfall mit ihm Geschäfte machen. Das bedeutet vielleicht auch eine gewisse Nähe zu wagen.«

Unterstützend ergab sich unter dem Aspekt der Synchronizität, dass sie sich in der Waldorfschule mit den griechischen Dramendichtern befasste. Männern dürfen also auch einen faszinierenden Kopf haben, meinte sie mit einem kleinen Lächeln.

Zusammenfassung

Die Vatergottheiten der Antike lösen in ihrer Person und ihrem Tun häufig sehr ambivalente Gefühle aus. Diese entsprechen persönlichen Erfahrungen, die Heranwachsende häufig mit Vätern und Autoritätsfiguren haben. Die archetypischen Träume unterstreichen nicht selten verdrängte Aspekte, die durch die Parallele mit den Götterbildern persönlich ergreifen und betreffen. Nicht immer ist es notwendig, die Götter in der Bearbeitung der Träume zu benennen. Indem sich die besonderen Eigenschaften herauskristallisieren, entsteht über die nonverbale Erkenntnis des Therapeuten eine Brücke, die eine Bearbeitung der individuellen Problematik erlaubt.

Literatur zur vertiefenden Lektüre

Ackermann, E. (Hrsg.) (2012). *Die Märchen der Antike.* Köln: Anaconda.
Ackermann, E. (Hrsg.) (2018). *Das Buch der Sieben Weisen.* Köln: Anaconda.
Bolen, J.S. (1994). *Götter in jedem Mann.* (2. Auflage) Basel: Sphinx.
Fink, G. (2003). *Who's who in der antiken Mythologie.* (11. Auflage). München: dtv.
Simon, E. (1998). *Die Götter der Griechen.* (4. Auflage). München: Hirmer.

Weiterführende Fragen

- Inwieweit ist die Kenntnis der antiken Vatergötter hilfreich, um aktuelle Konflikte mit dem Väterlichen zu bearbeiten?
- In welcher Form ist die Bildersprache der archetypischen Träume sinnvoll in die therapeutische Arbeit zu integrieren?
- Kann die in der Gegenübertragung bewusstwerdende Erkenntnis nonverbal wirksam werden?
- Inwiefern spiegeln Vatergötter wahrhaftige Erfahrbarkeiten?

6 Das Kind, Kindheit und Kindsein

Kindheit ist ein relativ neuer Begriff. In früheren Zeiten wurden Kinder als hilflose kleine Wesen behandelt, die erst wenn sie größer waren, nützlich wurden. Angesichts der Tatsache, dass das Leben früher oft ein erbarmungsloser Überlebenskampf war, brauchte man die Kinder früh als Arbeitskräfte. Erst mit Ellen Keys Buch »Das Jahrhundert des Kindes« (1902) wandte sich die Aufmerksamkeit der Öffentlichkeit immer mehr dem Kind, seiner eigenen Fühl- und Gedankenwelt, zu. Vorläufer war Rousseau, der dafür plädierte, die Kinder möglichst wenig zurechtzubiegen, sondern sie ihrer eigenen Natur zu überlassen. Mit der Erfahrung der Formbarkeit des Kindes ergaben sich unterschiedliche Erziehungsstile, deren Ziel noch im letzten Jahrhundert mit dem Begriff umschrieben war, ein Kind zu einem »nützlichen Glied der menschlichen Gesellschaft« heranzuziehen.

Der autoritäre Erziehungsstil arbeitete vor allem mit Druck und Zwang. Kinder wurden in angstvoller Abhängigkeit gehalten, ihre individuellen Bedürfnisse wurden gering erachtet. Funktionieren nach den Vorstellungen der Erwachsenen war oberstes Gebot. Körperliche und seelische Gewalt war an der Tagesordnung nach dem Motto »was ein Häkchen werden will, krümmt sich schon beizeiten.« Kindheit wurde so für viele zum Alptraum, der in Identifikation mit dem Aggressor an die nächste Generation weitergegeben wurde. Angst war das Druckmittel mit dem Ziel des absoluten Gehorsams und der Unterdrückung eigener Bedürfnisse und Wünsche!

Hierzu die erschreckende Aussage der Liselotte von der Pfalz, Herzogin von Orléans:

»Ich finde, dass es eine rechte Liebe ist, wenn man Kinder scharf hält. Wenn man räsonnabel wird, erkennt man, aus welcher Ursache es geschehen ist, und weiß denen am meisten Dank, so mit solcher Affektion uns zum besten für uns gesorgt haben. Denn von Natur sind alle Kinder zum Bösen geneigt, drum muss man sie kurz halten.« (Wipplinger 2011, S. 5)

Das passt zu dem Bibelwort, dass das »Sinnen und Trachten des Menschenherzens böse von Jugend auf sei« (1. Mos.8, Vers 21). Wie gnadenlos diese Vorstellungen aus dem Alten Testament sind.

Feste Rollenbilder, was für einen Jungen, was für ein Mädchen richtig war, vermittelten über Abhängigkeit ein relatives Maß an Sicherheit. Man durfte sich keine Gedanken machen, aber man brauchte sich auch keine zu machen. Das Leben war in gewisser Weise vorgezeichnet. In der antiautoritären Gegenbewegung stand plötzlich die einmalige Individualität des Kindes im Vordergrund. Die Freiheit in der Entwicklung war höchstes Gut. Erziehung geriet in den Verruf der Manipulation. Die häufig problematische Interaktion zwischen Eltern und Kindern wurde zunehmend kritisch beleuchtet. Die psychoanalytische Betrachtungsweise deckte neurotische Konstellationen auf, die das Kind nicht selten in einer Opferrolle sahen.

Wurden in der autoritären Erziehung zu viele Grenzen gesetzt, fehlten sie in der Gegenbewegung fast vollständig, was nur zu oft zu einer Tyrannei des Kindes führte. Auch in dieser Erziehungshaltung war das Resultat häufig Angst. In diesem Fall nicht so sehr vor den Erwachsenen (denen man eher Angst machte), sondern vor der Maßlosigkeit der eigenen Triebimpulse, vor der Unfähigkeit einer eigenen Impulskontrolle und damit eines Fehlens an Schutz und Sicherheit. Seit dieser Zeit schwanken die Meinungen. Unsicherheit in der Interaktion, Wünsche nach den idealen Erziehungsratgebern oder das Bedürfnis, Erziehung an Kindergarten und Schule abzugeben, verwirren Eltern und Kinder in zunehmendem Maße.

In deutlicher Abgrenzung zu der Desorientiertheit, was die Gestaltung des Erziehungs- und Beziehungsfeldes betrifft, steht das mehr oder minder bewusste Wissen um den hohen Wert eines Kindes.

Jean-Jacques Rousseau sagte dazu: »Liebt die Kindheit, fördert ihre Spiele, ihre Freuden, ihr liebenswürdiges Wesen! Wer von euch hat sich nicht manchmal nach dem Alter zurückgesehnt, in dem das Lachen immer um die Lippen spielt und der Friede immer in der Seele wohnt. Warum wollt ihr den unschuldigen Kleinen den Genuss dieser kurzen und flüchtigen Spanne und ein so kostbares Gut, das sie nicht mißbrauchen können, rauben? Warum wollt ihr diese ersten dahineilenden Jahre, die für sie so wenig wiederkehren wie für euch, mit Bitterkeit und Schmerzen füllen?« (Wipplinger 2011, S. 86)

Das Bibelwort »Werdet wie die Kinder« (Lutherbibel 1912, Matthäus 18, Vers 3) entspricht diesem Wesen. Es ist damit nicht gemeint, kindlich im unreifen Sinn zu werden, sondern das Besondere im Kind wahrzunehmen und wertzuschätzen. Es ist seine Fähigkeit, in den unendlichen Räumen der Gegenwart zu leben, weil es sich in sein Tun ganz versenken kann und Zeit und Raum in der Hingabe an eine Tätigkeit vergisst. Kinder sind ihren Gefühlen ganz nahe, sie haben eine unheimlich scharfe Beobachtungsgabe und konfrontieren uns mit ihren Erkenntnissen. Sie sind kleine Wesen, die die Welt der Erwachsenen, vergleichbar mit dem »Kleinen Prinzen«, sehr merkwürdig finden und die rational gestaltete Welt lust- und freudlos erleben. »Die großen Leute sind entschieden sehr verwunderlich«, dachte der kleine Prinz und machte sich davon (St. Exupéry 2015, S. 45). Kindsein bedeutet, die Welt wahrzunehmen, ohne sie zu bewerten. Kindsein heißt das, was geschieht, hinzunehmen und sich trotzdem ein liebevolles Herz zu bewahren. Kindsein heißt in Toleranz und Verständnis auf die Welt einzugehen, ohne Vorwurf. Kindsein heißt lernen zu wollen, um die Welt zu begreifen. Wie sehr verändert sich das im Laufe des Heranwachsens. Der Lerneifer verkehrt sich in Demotivation, die Freundlichkeit in Gleichgültigkeit, das herzliche Lachen in depressive Verstimmungen, die Genügsamkeit in Sucht. Was haben wir mit ihnen gemacht?

Im Unterschied zur realen Betrachtung von Kindheit und Kindsein steht in vielen Kulturkreisen das Wissen vom »göttlichen Kind. Hierbei geht es um die Erfahrung, dass in der Person des Kindes sich göttliche Anteile manifestieren, sodass seine Erscheinungsform weit über die sogenannte Unmündigkeit eines realen Kindes hinaus geht. Charakteristika sind die mystisch-magische Entstehung des Kindes im Sinne der jungfräulichen Geburt und seine außerordentlichen Begabungen. In Märchen wächst ein solches Kind in Monaten heran und verfügt über ungewöhnliche Kräfte. In Mythen wird vor allem seine Weisheit betont, die über das Wissen der gelehrtesten Erwachsenen hinausgeht, sodass sich die Lehrverhältnisse umkehren.

6.1 Archetypische Träume vom inneren Kind

6.1.1 Das göttliche Kind im Mythos der Ägypter

Im alten Ägypten finden wir die frühesten Spuren des »göttlichen Kindes«. Nachdem Isis die liebende Schwestergemahlin die Teile des zerstückelten Osiris wieder zusammengesetzt und ihm Leben eingehaucht hatte, fehlte lediglich der Phallus, der bereits von einem Fisch verschluckt worden war. Trotzdem zeugte der Totengott mit Isis das göttliche Kind Horus. Dieser versuchte, zum Mann gereift, im Kampf mit Seth, dem grausamen Wüstengott, Mörder des Osiris, seinen Vater zu rächen. In einem Parallelmythos wurde er als Sohn der Sonne mit ihr gleichgesetzt und als oberster Gott verehrt. Sein Symbol war der Falke, ein Vogel, der für seinen umfassenden Blick bewundert wird. Nicht umsonst hat auch die germanische Mythologie sich dieses Bildes bedient, wenn sie berichtet, dass auf der obersten Spitze der Weltesche Yggdrasil ein Adler sitzt. Auf dessen Stirn thront ein Falke, bereit Himmel, Erde und Unterwelt zu überblicken.

Diese hohe Bedeutung wird in einer Parallele zum Falken den Augen des Horus zugeordnet. Das rechte galt als Sonnenauge, das linke war dem Mond zugeordnet. Im Kampf mit Seth verlor er sein Mondauge, das als Udjatauge bis heute Symbol des wahrnehmenden und fühlenden Erlebens ist. Der ibisköpfige oder paviangestaltige Gott Thot, Symbolträger des Mondes, der Magie, der Wissenschaft und Weisheitsrepräsentant, setzte es Horus wieder ein. Damit unterstrich er die universale Bedeutung des Gottes, der trotz seiner Jugend das ganze Spektrum der Mächte des Tages und der Nacht repräsentierte. Nicht umsonst verkörpert sich Horus in modernen mythischen Erzählungen von Rick Riordan in der Gestalt eines zwölfjährigen Jungen als göttliches Kind, dessen Vater Osiris ist.

6.2 Archetypische Träume zum Umgang mit dem inneren Kind

6.2.1 Das göttliche Kind bei den Kelten, Etruskern und im Christentum

Die Kelten waren ein Volk, das seit 500 v. Chr. bekannt ist und in ganz Europa bis nach Anatolien siedelte. Sie hatten eine sehr eigenständige Kultur, in der sowohl die Frau als auch die Kinder eine hoch angesehene Stellung hatten. Die Frauen waren zumindest gleichberechtigt. Sie waren gefürchtete Kämpferinnen und dominierten nicht selten ihre Männer. In vielen Fällen waren sie wichtige Entscheidungsträger. So vererbte sich der mütterliche Name auf die Kinder. Damit einher ging auch die hohe Wertschätzung der Kinder. Die Kelten waren der Überzeugung, dass Kinder als alte Menschen zur Welt kamen und mit den Jahren immer jünger wurden.

Die Haltung beweist, in wie starkem Maße die Kelten ihren Kindern bereits mit ihrer Geburt ein hohes Wissen zugestanden haben. Es dürfte hier nicht um ein intellektuelles Vermögen, sondern um Weisheit handeln. Genaueres wissen wir nicht, weil die Kelten ihre Überzeugungen nicht schriftlich niederlegten. Alles Wissen wurde nur mündlich weitergegeben. Dabei spielten die hochgebildeten Druiden und Druidinnen eine wesentliche Rolle. Unwillkürlich wird man an die Einweihungsriten der Griechen erinnert, denen auch bei Todesstrafe verboten war, über ihre Erlebnisse und Erfahrungen während der Einweihung zu sprechen.

Auch die zeitgleich in Italien niedergelassenen Etrusker umgibt der Schleier des Geheimnisvollen. Nach der Überlieferung pflügte einst ein Bauer seinen Acker. Plötzlich tauchte aus den Ackerfurchen ein Kind mit dem Aussehen eines Greises auf. Thales, so war sein Name, lehrte das Volk die sogenannte Disciplina. Es war ein dreiteiliges Lehrbuch, das zum einen den Umgang mit den Göttern, die Deutung ihres Willens, die sich vor allem in Blitzen, in der Betrachtung der Leber von Opfertieren und im Vogelflug ausdrückte. Des Weiteren ging es um den Umgang mit allen Fragen des täglichen Lebens, juristischen Vorgaben, aber auch die Form der Städtegründungen. Da sie diese Dokumente nicht selbst aufschrieben, wurden sie später von römischen Geschichtsschreibern festgehalten.

Für unsere Perspektive ist die Quelle dieses Wissens, als Ausdruck einer altersspezifisch nicht einzuordnenden Überlegenheit eines jungen Kindes entscheidend. Das Aussehen eines Greises muss als Symbol für diese Weisheit, die man im besten Fall in einem langen Leben erwirbt, verstanden werden.

Der göttliche Ursprung eines Kindes wurde auch im christlichen Mythos als zentrales Moment gelehrt. Die jungfräuliche Geburt als Hinweis auf den göttlichen Vater, wie bei Horus und Osiris fehlt ebenso wenig wie die kindliche Weisheit, wenn man an den zwölfjährigen Christus denkt, der den Pharisäern und Schriftgelehrten als überlegener Gesprächspartner zur Seite saß, während er seine leiblichen Eltern vergaß, weil sie dieser Dimension seines göttlichen Ursprungs nicht zugehörig waren (Bibel: Lukas 2, 41–52).

> Ein rothaariges kleines Kind mit Haaren bis zur Schulter sagt leise auf Latein einen Vierzeiler.
>
> Ein Mann ruft über eine Menschenmenge hinweg: dieses Kind weiß es! Und hebt das Kind auf eine Holztribüne, wo es seine Sätze wiederholt. Ich weiß: es ist der neue König.

Dieser Traum stammt von einem Jugendlichen, der im alltäglichen Leben unter gravierenden Minderwertigkeitsgefühlen litt. Er war für sein Alter klein und schmächtig, wurde häufig ausgelacht und entwertet und versuchte vergeblich Anerkennung und Geltung zu erlangen.

Die archetypische Botschaft hat offensichtlich eine kompensierende Funktion. Die Parallelen zum etruskischen Mythos vom weisen Kind, dem zwölfjährigen Jesus im Tempel und der Überzeugung der Kelten vom überlegenen Wert des Kindseins sind augenfällig. Darüber hinaus wird der besondere Wert des Kindes durch die Länge der Haare und die rote Farbe unterstrichen. Haare sind von jeher Sitz von Kraft und Stärke. Die freien Germanen trugen die Haare ungeschnitten. Den Sklaven hingegen wurden die Köpfe als Zeichen der Unterwerfung geschoren. Auch die Kirche machte sich bei Mönchen und Nonnen dieses Symbol zu eigen.

Rot ist die Farbe von Kraft und Stärke. Es ist die Farbe des Feuers, im übertragenen Sinn der Begeisterung, aber auch der Erleuchtung. Damit wird das überlegene Wissen eines Kindes betont, was psychologisch zum Begriff des »göttlichen Kindes« geführt hat.

Allein die Parallelsetzung mit den archetypischen Botschaften der Mythologie verhalfen dem Jungen zu mehr Selbstbewusstsein. Statt der Bereitschaft sich zu unterwerfen, konnte er sich von den Klassenkameraden mit erhobenem Haupt abgrenzen. Völlig überrascht äußerte er in eine der folgenden Stunden, dass die Klassenkameraden aufgehört hätten, ihn zu mobben. Er konnte seine Selbstachtung in einem Maße weiterentwickeln, dass er im darauffolgenden Schuljahr zum Klassensprecher gewählt wurde.

Der kurze Traum eines zwölfjährigen Mädchens betont einen weiteren Aspekt des Selbstwertes. Der Traum spiegelt im Grunde das eigene Selbstsein:

> Ich tanze mit einem ca. elfjährigen Mädchen, wir halten uns an den Händen. Sie hat rotgeschminkte Lippen und dunkle Haare. Sie küsst mich plötzlich und ganz schnell auf den Mund. Ich denke, dass sie mich mag und ich mag sie auch.

In der symbolisch zu verstehenden Identifikation mit dem Spiegelbild lernt sich das Mädchen in ihrer Übergangssituation zur Jugendlichen lieben und akzeptieren. In der Realität litt sie allerdings an der pubertären Entwicklung, sehnte sich danach, wieder ein kleines Mädchen zu sein und sich im Elternhaus geschützt zu fühlen.

Der Traum basiert auf der archetypischen Problematik, den Entwicklungsschritt vom Kind, das noch in der sichernden Abhängigkeit lebt, zur autonomen Jugendlichen zu wagen. Hierbei geht es nicht um ein entweder-oder, sondern um die Erweiterung des Selbsterlebens am Beispiel des Gegenübers, in dem man sich selbst liebend erkennen kann. Erwachsen zu werden bedeutet, sich den Wert des Kindseins zu erhalten und dieses Wissen ins Erwachsenenleben hinüber zu nehmen.

Dann erfüllt sich das weisheitsvolle Bibelwort »werdet wie die Kinder« (Math. 18, Vers 7).

> Eine alte Frau gab mir ein kleines Kind in die Arme. Es hatte ganz hellblonde Haare und einen Brief in der Hand, der mit den Buchstaben m x o bedeckt war. Es waren nur Buchstaben und ich konnte nichts lesen.
>
> Ich war schwanger und das Kind sollte morgen kommen. Ich entschloss mich, es schon heute auf die Welt zu bringen. Es ging ganz leicht, ohne Schmerzen. Es war ein kleines Mädchen. Als ich es auf den Arm nahm, war es schon etwa vier Monate alt. Ich ging mit ihm zu einer Gesellschaft und das Kind sagte zwei Worte, die ich leider nicht mehr weiß, die aber sehr wichtig schienen. Die Leute wunderten sich, dass das Kind schon sprechen konnte, ich fand es garnicht verwunderlich. Dann war das Kind plötzlich schon in einem Alter zwischen Pubertät und junger Erwachsenen.

Beide Träume stammen von einer 17-Jährigen, die von dem archetypischen Gehalt zutiefst beeindruckt war. Sie meinte, dass es ihr nie so bewusst gewesen sei, wie wertvoll ein kleines Kind sei. Aber sie müsse immer in Kinderwagen mit kleinen Babys schauen und sei so erstaunt, wie unverwandt diese Winzlinge sie anschauen würden – »wenn sie nicht schlafen«, ergänzte sie lachend. Aber diese ernst schauenden Kinder, die keine Miene verzögen, selbst wenn sie sie anlachen würde, gäben ihr immer das Gefühl, die sähen mehr von ihr, als sie selbst wüsste.

Junge Kinder sind in ihrer Ausstrahlung ein Rätsel. In ihrem gottnahen Sein scheinen sie über ein Wissen zu verfügen, das wir nicht erraten können. So blieben bei der Träumerin nur Buchstaben in Erinnerung oder zwei Worte.

Wir wandten uns in den folgenden Stunden vermehrt ihrem inneren Kind zu, das ein Wissen habe, das nicht intellektueller Natur sei. »Dann bin ich klug, auch wenn ich in der Schule nicht besonders erfolgreich bin,« erklärte sie zum Abschluss. »Vielleicht ist diese Klugheit wichtiger als gute Noten.«

Mir fiel in diesem Zusammenhang der Ausspruch eines gerade acht Jahr alten Jungen ein. Er sagte: »Es ist doch eigentlich falsch, in der Schule Noten zu geben. Dann denkt man nämlich, man sei dumm, auch wenn das gar nicht stimmt!«

Eine große Frau hatte ein kleines Kind auf dem Arm. Sie stand direkt vor mir. Ich umarmte beide. Das kleine Kind legte einen Arm auf meine Schulter und ich sagte, Gott sei Dank, dass ich Euch wiedergefunden habe.

Mir gab jemand ein kleines Kind in die Hände. Ich habe es mit dem linken Arm umfasst und die rechte Hand auf seine Brust gelegt. Ich fragte, ob es es warm genug habe und da hat es genickt. Ich fragte dann, ob es eine schöne Aussicht habe und da hat es wieder genickt und sich gefreut.

Ich sah mich als Säugling, jemand ließ mich fallen mit dem Kopf voran. Ich fiel in einen Haufen grüner Blätter. Ich sah, wie ich immer tiefer sank und dann eingeschlafen bin. Ich habe nicht geschrien. Dann fühlte ich, wie jemand mir eine Kette umhängte mit einem Amulett. Es sah aus, wie zwei Dreiecke, zu einem Viereck geformt und in der Mitte ein Loch. Ich fühlte sie und konnte es gleichzeitig nicht beschreiben.

Diese beeindruckende Traumserie stammt von einem 19 Jahre alten jungen Mann. Er war selbst von diesen Träumen sehr befremdet, er befasse sich doch eigentlich nicht mit kleinen Kindern. Sie seien laut und lästig mit ihrer ewigen Fragerei. Er bezeichnete sich selbst als Realist und plante nach dem Abitur ein Duales Studium mit dem Ziel in absehbarer Zeit möglichst viel Geld zu verdienen. Seine dramatische Symptomatik, nicht zu steuernde Panikattacken, beunruhigten ihn sehr, weil sie ohne sichtbare Ursache auftauchten und seine Zukunftsperspektive zu gefährden drohten.

Die Träume tauchten kurz nach einer Umwandlung der Kurzzeittherapie in eine Langzeittherapie auf.

Ich wagte, ihn auf die Möglichkeit hinzuweisen, dass jenseits seiner bewussten, pragmatischen Lebenseinstellung vielleicht auch wertvolle irrationale Möglichkeiten in ihm schlummerten, die er jedoch zunächst »abartig« fand. »Ich bin das, was ich sehe, plane und erlebe. Meine Ängste versuche ich bestmöglich auszublenden und hoffe auf ihre Professionalität – wenn es auch bis jetzt nichts genützt hat,« fügte er mit einem schiefen Lächeln hinzu.

Meine Frage umkreist weiter die Möglichkeit des inneren Kindes, das sich ihm über die Therapie als zu integrierender Persönlichkeitsanteil anbot.

»Wären Sie dann die Frau, die mir diese Perspektive über das Kind anbötet?«, überlegte er. Ich schwieg und war in Gedanken mit dem dritten Traum beschäftigt. In ihm schien sich für meine Wahrnehmung bereits die Regression in die Tiefe anzudeuten. Der freie Fall kopfüber könnte die Umkehr hinsichtlich seiner rationalen Lebenseinstellung bedeuten. Sein schmerzloser Sturz in grüne Blätter, könnte auf eine Veränderung der bisherigen Haltung und die Bereitschaft, auf Wachsen und Werden zu vertrauen, hinweisen. Das Amulett erinnerte mich an die »unendliche Geschichte« von Michel Ende. Hier sind es zwei Schlangen, eine schwarze und eine weiße, die sich in den Schwanz beißen und ein Ganzes umschließen. In der Erzählung ist es ein Symbol dafür, auf dem rechten Weg zu sein und geschützt und behütet Fährnisse zu überstehen (Ende 2004, S. 204).

Der junge Mann kannte das Buch nicht, wohl aber das Amulett des Udjatauges der alten Ägypter. »Vielleicht meint diese kindliche Seite, wenn ich schon im Traum damit konfrontiert werde, dass ich neu sehen muss. Ich weiß noch nicht genau, ob ich das will, aber ich scheine keine andere Wahl zu haben, denn davonlaufen passt auch nicht zu mir.«

Zusammenfassung

In unserer Zeit ist das Kind zwar einerseits in seiner Bedeutung in den Mittelpunkt gerückt, gleichzeitig meinen wir damit aber einem umfassenden Erziehungsauftrag gerecht werden zu müssen. Kinder sollen selbstständig, selbstbewusst und leistungsstark sein. Kinder sollen beruflich erfolgreich sein und gleichzeitig verantwortlich mit den Werten der Natur umgehen. Sie sollen der Effizienz der Wirtschaft dienen und sich für das interessieren, was »die Welt im innersten zusammenhält« (Goethe 1958/1960, Kap. 4 »Nacht«).

Das eigentliche Wesen des Kindes und seines Seins ist seine Unmittelbarkeit, die Fähigkeit im Jetzt und Hier zu leben und sein intuitives Wissen. Was Wahrheit ist, lebt vor allem in den kleinen Kindern, die noch nicht gelernt haben, die Welt ausschließlich unter dem Aspekt der Rationalität zu sehen. Vor diesem Hintergrund entstand der Begriff des »göttlichen Kindes«, gleichzeitig Realität und Geheimnis.

Literatur zur vertiefenden Lektüre

Bubenheimer-Erhart, F. (2014). *Die Etrusker*. Mainz: Philipp von Zabern.
Ende, M. (2004). *Die unendliche Geschichte*. Stuttgart: Thienemann.
Falchetti, F. & Romualdi, A. (2001). *Die Etrusker*. Stuttgart: Theiss.
Krause, A. (2012). *Die Welt der Kelten*. Hamburg: Nikol.
Neumann, E. (1963). *Das Kind*. Zürich: Rhein.
Peter, U. (2011). *Die Kelten, ein Schnellkurs*. Köln: Dumont TB.
Lutz, C. in Schulz, U. (Hrsg.) (2000). *Kindheit, Alptraum oder Traum*. (mündlicher Beitrag).
St. Exupéry, A. (1999). *Der kleine Prinz*. (54. Auflage). Düsseldorf: Karl Rauch.
Verhart, L. (2008). *Den Kelten auf der Spur*. Mainz: Philipp von Zabern.
Webster-Wilde, L. (2010). *Geheimnisse der Kelten*. Hildesheim: Gerstenberg.

Weiterführende Fragen

- Welche prägenden Erfahrungen haben Sie mit Kindern gemacht, um sich dem kindertherapeutischen Beruf zuzuwenden?
- Wie lässt sich der Begriff des »göttlichen Kindes« mit der transzendenten Funktion, wie sie C. G. Jung beschreibt, verbinden?
- Wie verstehen Sie den Unterschied zwischen dem Archetyp des Kindes und der realen Erscheinungsform eines Kindes?
- Können die Mythen Hilfestellung geben, sich dem Geheimnis »Kind« anzunähern?

7 Die Göttinnen der nächsten Generation

Auch wenn die Frau in der Antike in ihrer Bedeutung eher gering eingestuft wurde, genießen die Göttinnen eine hohe Wertschätzung. Sie zeichnen sich alle durch besondere, überdurchschnittliche Fähigkeiten aus. Mit ihren Möglichkeiten decken sie so unterschiedliche Bereiche wie die Oberwelt und die Unterwelt ab und geben beiden Welten eine hohe Bedeutung. Nicht selten spielt dabei auch Wandlung und Neuwerdung eine Rolle. Sie sind nicht nur Projektionen des Menschlichen, sondern müssen als symbolische Manifestationen der Archetypen verstanden werden. In dieser Eigenschaft haben sie immer einen Plus- und einen Minuspol. Welche Qualität in den archetypischen Träumen evoziert wird, bestimmt das Unbewusste des Träumers und die damit verbundene kompensatorische oder richtungsweisende Funktion.

7.1 Archetypische Träume von Kampf und Weisheit

7.1.1 Athene, die Vatertochter

Pallas Athene preise ich jetzt, die gewaltige, Städte schirmende Göttin… Aber sie schirmt auch das Volk, wenn es auszieht oder zurückkehrt. Gruss dir, Göttin, schenke uns Glück und gutes Gelingen. (Pfeiff 2002, S. 62)

Athene nimmt in der Reihe der olympischen Götter eine ganz besondere Stellung ein. Ihre Mutter, Metis, eine Titanin, war mit ihr schwanger als

Zeus, ihr Mann, das Orakel empfing, dass die Tochter, mit der sie schwanger sei, gleich stark sei wie Zeus, ein nachfolgender Sohn ihn jedoch entthronen würde. Daraufhin forderte Zeus seine Frau auf, sich dank ihrer Zauberkünste klein zu machen und verschlang sie. So gelang es ihm, seine Macht als oberster der Götter zu erhalten. Gleichzeitig reihte er sich, wie bereits Vater Kronos und Großvater Uranus, in die Kette der Väter ein, die in der Furcht lebten, von ihren Söhnen überwachsen zu werden: Das archetypische Thema, nicht altern zu können und im Zentrum der Macht zu verharren. Dürfen Götter das Gesetz des Lebens, im Alter loszulassen und an die Peripherie zu treten, außer Kraft setzen, weil sie unsterblich sind?

Indem Zeus seine schwangere Frau verschlang, machte er sich selbst zum Gebärenden seiner Tochter. Hephaistos, der kunstfertige Schmiedegott, agierte als Geburtshelfer. Einem nach oben verschobenen Kaiserschnitt entsprechend, spaltete er den Kopf des Gottes. So entsprang Athene, bereits in voller Rüstung, dem Haupt des Vaters. Symbolisch verstanden könnte diese »Kopfgeburt« ein Hinweis auf die überlegene Denkfunktion sein, die Athene in besondere Weise zur Verfügung steht. Gleichzeitig ist sie ihrem Vater in großer Loyalität verbunden. Sie will sich nicht eifernd oder rechthaberisch über ihn hinwegsetzen, sondern erkennt die bei den Griechen selbstverständliche Dominanz des Patriarchats an. Gleichzeitig ist sie jedoch, erkennbar an ihrer goldglänzenden Rüstung, eine Kämpferin. In dieser Eigenschaft stellt sie sich verschiedenen Helden bei der Bewältigung ihrer Aufgaben zur Verfügung. Sie gab ihnen in ihrer sprichwörtlichen Klugheit Ratschläge und stand ihnen zum rechten Zeitpunkt schützend zur Seite. Im Epos der Argonautika fügte sie in das Schiff der Helden, die Argos, ein sprechendes Holz ein, Symbol weiblicher Klugheit. Das wurde für die meist einseitig dem gelegentlich kopflosen Kampf ergebenen Helden zum wichtigen Ausgleich. Darüber hinaus unterstützte Athene Jason und seine Gefährten aber auch aktiv: Auf dem Weg zum schwarzen Meer, um das Goldene Vlies zu gewinnen, mussten sie eine enge Passage durchqueren, die durch zusammenschlagende Felsen eine lebensbedrohende Gefährdung darstellte. Mit einem gewaltigen Stoß beförderte Athene das Schiff durch die Meerenge, sodass sie unbeschadet ihre Fahrt fortsetzen konnten.

Das Bedürfnis, gleichermaßen weibliche Gegensätze zu verbinden und sich der menschlichen und göttlichen Doppelnatur bewusst zu sein, demonstriert Athene: Sie fügte das Abbild der Medusa in das Zentrum ihres Schildes. Die Göttin unterstreicht damit die Notwendigkeit, den Gegenpol zur eigenen bewussten Identität in die persönliche Lebensführung zu integrieren, gerade auch weil es sich zumeist um eigene dunkle Seiten handelt, die man lieber über die Projektion anderen anlastet.

Aber Athene verfügt noch über andere Seiten. Sie ist mütterlich und sorgt hingebungsvoll für ihr anvertraute Menschen. Mit ihrem Onkel Poseidon, dem Beherrscher der Meere, rivalisierte sie um das Recht, die Stadt Athen zu beherrschen. Sie gewann den Wettbewerb, weil sie den Bewohnern einen Ölbaum versprach und so zur Schutzherrin von Athen wurde. Sie war darüber hinaus eine kunstfertige Weberin und vermittelte den Frauen in ihrer Stadt den Wert handwerklichen Tuns. In der Gesamtheit ihrer göttlichen Person vertrat sie den Aspekt klaren Denkens, was sich auch in der Bezeichnung »die Eulenäugige« niederschlägt. Diese Nachttiere in ihrer Fähigkeit, auch im Dunkel zu sehen, symbolisieren die Fähigkeit der Göttin, sowohl etwas scharfblickend zu durchdringen als auch im rechten Moment zu handeln. Angesichts ihrer engen emotionalen Verbindung zum Vater Zeus, gelang es keinem Gott und keinem Sterblichen ihre partnerschaftliche Liebe zu gewinnen. Zwar unterstützte sie Odysseus, dem sie in besonderer Weise zugetan war, sie erlaubte jedoch nie das Überschreiten einer Grenze und eine damit verbundene Gefährdung ihrer persönlichen Freiheit.

Versucht man die Göttin psychologisch einzuordnen, ist ihre dominante Funktion zweifellos das Denken. Hinzu kommt ihr intuitives Vermögen, potentielle Gefahren, die den Helden, die sie unterstützt, bedrohen, zu erahnen. Zudem war sie tatkräftig und gelegentlich kämpferisch, doch immer von kluger Überlegung geleitet. Das fühlende Erleben, Hingabe und Gestaltung einer Partnerschaft lagen ihr weniger am Herzen.

Nach einem Vortrag über die mythologische Gestalt der Athene sagte eine Frau mittleren Alters im nachfolgenden Gespräch zu mir: »Der Vortrag hat mich so entlastet. Ich bin eine Athene. Jetzt brauche ich mir endlich nicht mehr übel zu nehmen, dass meine beiden Partnerschaften schief gegangen sind. Ich bin in meinem Beruf glücklich und engagiert. Die Fürsorge für meine beiden Kinder hat in meinem Leben eine zentrale Bedeutung. Die Beziehung zu Männern scheint mir nicht zu gelingen und dafür brauche ich mich nun endlich nicht mehr zu schämen. Aber vielleicht muss ich mich doch noch einmal mit meiner Identität als Vatertochter auseinandersetzen, das ist mir an diesem Abend klar geworden.«

Die von Athene gelebten Haltungen und Eigenschaften haben offensichtlich einen archetypischen Hintergrund, der sich auch in Träumen niederschlägt:

> Ein 16-jähriger Jugendlicher träumte: Eine weiße Eule flog auf mich zu. Sie streifte mich mit dem Flügel an der rechten Schulter und verlor eine Feder. Dann stieg sie in die Luft, kam anschließend wieder direkt auf mich zu und berührte mich noch einmal. Dann ist sie gelandet. Sie blickte mich direkt an, von vorn. Sie hatte ein enges Band um den Hals, das ihr viel zu eng war. Sie sagte zu mir, nimm das Band ab. Als ich das gemacht hatte, sagte sie zu mir. »Du bist jetzt einem Schamanen gleichgestellt.«

Die Eule gilt als weisheitsvolles Tier und wird Athene, der klugen Vatertochter zugeordnet. Auf der anderen Seite ist die Eule aber auch Raubtier und ist in ihrer Dualität damit eine Entsprechung menschlichen Seins, einer Befindlichkeit zwischen Triebimpulsen und geistigen Höhenflügen.

Im Traum begegnet dem Jugendlichen die Eule als ein weißes Tier. Der Jugendliche war selbst verwundert und meinte, normalerweise seien die Eulen als Raubtiere doch dunkel. Sollte das Weiß auf einen Wandlungsaspekt hinweisen? Ich deutete an, dass diese Begegnung auf eine Veränderung seiner Einstellung zum Leben hinweisen könnte. Eine Feder zu verlieren in Verbindung mit der Berührung an seiner rechten Schulter erschien mir wie ein Hinweis auf eine Neuorientierung in seinem bewussten (rechten) Leben. Tatsächlich war der Jugendliche zwar außerordentlich intuitiv und seinem Unbewussten sehr nahe, schätzte jedoch diese Eigenschaft nicht und beklagte sich oft darüber, dass er nicht einfach wie die anderen sei. Die würden für Fußball und Heavy Metal schwärmen und er selbst könne damit überhaupt nichts anfangen. Er fühle sich einsam und irgendwie verloren. Ich wies ihn auf das zu enge Band hin, das die Eule um den Hals trug und das er lockern sollte. Hier schien es mir so, als deute sich ein Zusammenhang an zwischen seinem Anspruch und Wirklichkeit. Gerade angesichts seiner introspektiven Fähigkeiten, sich selbst wahrzunehmen, könnte ihm dieser Konflikt den Hals zuschnüren. Von der

Traumbotschaft sehr angerührt, fragte er nachdenklich, ob sein Asthma vielleicht auch damit im Zusammenhang stehen könne.

Einige Behandlungsstunden später kam er fast ein wenig bedrückt und berichtete, er sei beim Lungenfacharzt gewesen. Dieser habe ihn, obwohl er ihn schon seit seiner Kindheit kenne, das erste Mal als jungen Erwachsenen behandelt und sei zum »Sie« übergegangen. Er habe gefragt: »Können Sie damit leben, dass Ihr Asthma nicht körperlich bedingt ist?« Diese Frage kommentierte ich mit einem Buchtitel: »Von der schwierigen Entscheidung, gesund sein zu wollen.« (Ehrenberg 1989)

Wochen später träumte der Jugendliche:

> Ich sah wieder eine Eule, aber es war, als würde sie aus mir heraus sehen. Sie sagte, vor dir ist nichts, aber, während sie in mich blickte, sagte sie: »In dir ist ein weißes Pferd. Ich habe es gesehen.« Es senkte den Kopf und Hals und machte eine Bewegung, als ob es mich anschubsen wollte.

Als Hinweis auf eine deutliche Veränderung erlebt der Jugendliche jetzt die Eule als eine Art innere Instanz, die auf seine Entwicklungsmöglichkeiten in Gestalt des weißen Pferdes hinweist. Der heilsame Schubser, sich dieser Qualität bewusst zu werden, wird von dieser klugen inneren Instanz wahrgenommen.

Statt einer Deutung erzählte ich dem jungen Mann den Mythos von Pegasus, dem geflügelten Pferd:

Medusa war eine einst wunderschöne Frau, die Sterbliche der drei Gorgonen. Athene, neiderfüllt, verwandelte sie in ein Schreckgespenst, bei dessen Anblick alle gebannt und gelähmt wurden. Perseus überlistete Medusa, indem er mithilfe des polierten Schildes der Athene rückwärts lief, sich im letzten Augenblick umwandte und Medusa den Kopf abschlug. Aus dem Rumpf entsprang Pegasus als Symbol befreiter Stärke.

Der Mythos in seiner archetypischen Botschaft vermittelt das Bild des mächtigen weiblichen Bildes, das in seinem dunklen Pol das zutiefst erschreckende und verstörende Moment des Selbstverlustes in Gestalt der Lähmung vitaler Impulse in sich schließt. Nur in der Überwindung dieser destruktiven Macht kann sich vitale Männlichkeit entfalten. Hierbei geht es nicht ausschließlich um geschlechtsspezifische Aspekte, sondern um die

Aufgabe, sich aus Abhängigkeiten zu befreien und zur eigenen vitalen Kraft zu finden. Diese ist sowohl erdverbunden in Gestalt des Pferdes, das Bodenkontakt hat, aber gleichermaßen über Flügel verfügt, sodass ihm die Weite des Himmels zur Verfügung steht. Symbolisch gesprochen bedeutet das auf der einen Seite über Realitätssinn zu verfügen und auf der anderen Seite die Fähigkeit zu entwickeln, geistige Erkenntnisse zu gewinnen. Für den Jugendlichen war der Doppelaspekt der männlichen Identität hilfreich. Muskelprotzende Demonstration körperlicher Überlegenheit muss immer mit der Ressource geistiger Höhenflüge begleitet sein, um dem archetypischen Bild des Männlichen gerecht zu werden. Dass dieser Doppelaspekt auch für das Weibliche gilt, erfuhr seine Bestätigung, indem Athene das Abbild des Hauptes der Medusa in die Mitte ihres Schildes einfügte.

7.2 Archetypische Träume von Stärke und (Über)Macht

7.2.1 Artemis, die Jägerin und die große Göttin

> *Artemis sing ich, die göttliche Jungfrau mit goldenem Bogen, Ehrfurcht gebietende, Wälder durchtosend und Hirsche erlegend, Pfeile verstreuende Schwester Apolls mit dem goldenen Schwerte. (Pfeiff 2002, S. 61)*

Artemis wurde neben Zeus als obersten Gott am häufigsten als »große Göttin« angerufen. Sie galt als die Vollkommene, die makellos Schöne, die mit vielschichtigen Kräften ausgestattet war.

Artemis war eine Göttin, die in zweierlei Form bei den Griechen und Römern verehrt wurde. Zum einen war sie die leichtfüßige Jägerin, die als Herrin der Tiere dafür sorgte, dass nur zu bestimmten Zeiten gejagt werden durfte. Ihr war die Natur heilig. Als Zwillingsschwester von Apoll war sie in treuer Loyalität mit ihrer Mutter Leto verbunden. Dies drückte sich auch darin aus, dass sie ihrer Mutter als Erstgeborene bei der Geburt ihres Zwillingsbruders Apoll behilflich war und bereits als Hebamme unterstützend wirkte. Dies umso mehr als die eifersüchtige Hera der Konkurrentin

Leto unendliche Schmerzen zusandte, weil ihr Gemahl, Zeus, der Vater dieser Zwillinge war. Artemis wurde damit zur Schutzherrin der Schwangeren und unterstützte mit ihrem Wesen den Vorgang der Geburt. Sie war damit weniger eine Repräsentantin des Mutterarchetyps, sondern war eher Helferin, die Leben und Entwicklung erlaubt und unterstützt.

Artemis repräsentiert in ihrer Person innere Unabhängigkeit und Eigenständigkeit. Sie ist mit sich im Einklang. Folgerichtig ordnete sie sich dem Männlichen nicht unter, blieb eine jungfräuliche Göttin, die aus einem belastbaren Selbstvertrauen heraus sich auch ohne Mann einer inneren Ganzheit und Vollständigkeit bewusst ist. Damit ist auch ein selbstverständliches Selbstwertgefühl verbunden.

Als Jägerin ist sie Herrin der wilden Tiere. Sie kennt die vitalen Triebkräfte in ihrer positiven und destruktiven Dynamik. Unbeirrt geht sie ihre eigenen Wege. Autonom und eigenständig gehörte sie keinem Mann an. Der einzige, den sie liebte, war Orion. Der Sage nach veranlasste Apoll jenen, sich ins Meer zu begeben, sodass nur in weiter Ferne, kaum erkennbar, der Kopf aus dem Wasser ragte. Eifersüchtig angesichts seiner Liebe zur Zwillingsschwester forderte Apoll sie heraus, auf dieses kaum wahrnehmbare Ziel zu schießen, um ihre Treffsicherheit zu beweisen. Zu spät erkannte die Göttin, dass sie damit den einzigen von ihr geliebten Mann getötet hatte. Mythologisch steht hinter dieser vordergründigen Rivalitäts- und Eifersuchtsgeschichte das Wesen der Artemis: Sie war eine Schützerin des Lebens, aber gleichermaßen auch eine grausame, das Leben gefährdende oder sogar vernichtende Gottheit. Nicht umsonst forderte sie in der frühen Geschichte auch Menschenopfer.

Artemis war immer von einer Gruppe von Nymphen umgeben. So verkörperte sie den positiven Aspekt schwesterlicher Akzeptanz. Sie kannte kein Rivalisieren und teilte ihre Macht gern mit Gleichgesinnten. Unabhängiger Geist, Willensstärke und Selbstbehauptung waren die charakteristischen Eigenschaften, die sie in der Wahrnehmung der Griechen zu einer mächtigen Gottheit machten. Sie verfügte über Leichtigkeit und Anmut als kühne Jägerin. Darüber hinaus war sie Herrin der Tiere, was auf ihre sanfte, aber auch wilde Triebnatur hindeutet. Eigenständigkeit und ein selbstverständliches Ruhen in sich, Macht ohne Anspruch im Wissen um die eigene, sicher gegründete Unabhängigkeit, das war für die Griechen anbetungswürdig.

Die große Göttin wurde in ihrer Bedeutung durch ihren Tempel in Ephesus, der in seinen gewaltigen Ausmaßen zu den sieben Weltwundern gehörte, gewürdigt. Beeindruckend sind die beiden wunderbaren Göttinnenstatuen, die im Museum von Selcuk, dem modernen Teil des antiken Ephesus, gezeigt werden. Die Kleinere trägt um den Hals, zur Hälfte sichtbar, Abbildungen des Tierkreises. Man kann davon ausgehen, dass neben den vielen Brüsten, die die spendende Funktion der Göttin symbolisieren, über den Tierkreis auch die Herrschaft über das Universum deutlich werden soll. Fürsorge auf der einen, umfassende Macht auf der anderen Seite. Es sind wieder die Extreme, die sich berühren und ein Bild von der vielschichtigen Wirksamkeit der Großen Göttin zeichnen sollen. Hierbei geht es auch um ihren negativen Anteil. Hartnäckig hat sich die Überzeugung gehalten, dass es sich bei der Vielzahl der Brüste um vorgebundene Hoden handeln könnte, wenn nicht von Männern, dann doch von Stieren. Auch wenn es sich nur um Fantasien handelt, so vermitteln sie doch einen Eindruck von der dunklen Seite der Großen Mutter, ihrem destruktiven, das Männliche gefährdende Moment im Sinn einer symbolischen Kastration.

Auch Paulus war gegenüber der Wirkkraft dieser archaischen Göttin gegenüber machtlos. Dem Triumphgeschrei des Volkes »es lebe die Diana der Epheser«, konnte er sich nur durch die Flucht entziehen. Hinter diesem machtvollen Kult dürfte die Verehrung der »großen Mutter« gestanden haben, der Herrin über Leben und Tod.

Der Mythos um Agamemnon und seine Tochter Iphigenie mag die Allmacht der Göttin belegen. Agamemnon, der Heerführer der Griechen im Kampf um Troja, hatte eine heilige Hirschkuh der Artemis außerhalb der vorgeschriebenen Zeiten gejagt und sich damit über das Gesetz von Leben und Tod hinweggesetzt. Zur Strafe schickte Artemis eine Windstille, sodass die griechische Flotte nicht auslaufen konnte. Nur das Opfer der Tochter Agamemnons, Iphigenie, konnte die große Göttin versöhnlich stimmen. Agamemnon rettete sich mit einer Lüge. Unter dem Vorwand, seine Tochter mit dem Helden Achill zu vermählen, lockte er Iphigenie nach Aulis und ließ sie opfern. Dass die Göttin Iphigenie im letzten Augenblick in einem Nebel entrückte und nach Tauris versetzte, wo sie jener als Priesterin diente, blieb ein Geheimnis.

An diesem Mythos wird sichtbar, wie machtvoll Artemis in der Lage war, trotz eines herrschenden Patriarchats Respekt zu verlangen und männliche

Dominanz infrage zu stellen. Sie diktierte die Bedingungen, sie forderte Recht und Gerechtigkeit.

Der Tempel mit der Statue der überlebensgroßen Göttin stand nicht umsonst in Ephesus. Hier war die dritte, geheimnisvolle Einweihungsstätte der Griechen neben Eleusis und Samothrake. Um die Mysterien der Initiationsstätten ranken sich vielschichtige Geheimnisse. Es war jedoch jedem Eingeweihten bei Todesstrafe verboten, über die Erfahrungen während der Initiation zu berichten. Aus den verschiedenen Tempelresten in Ephesus kann man jedoch schließen, dass es sich um eine verschlüsselte Verbindung zwischen der Weisheit Ägyptens mit der göttlichen Dreiheit Isis, Osiris und Horus, dem Dionysos zugeschriebenen orgiastischen Kult, der seine Wurzeln im asiatischen Raum haben soll, gehandelt haben könnte. Gott, Geist, Weisheit als Erkenntnisweg bei den Ägyptern, Gott, Leib und sinnliche Erfahrung aus dem Osten, eine Vereinigung von Gegensätzen, die einen ganzheitlichen Erkenntnisweg erlauben. Man könnte heute, aus analytischer Perspektive, von einer sich ergänzenden Verbindung von Bewusstsein und Unbewusstem sprechen.

Im Vordergrund der göttlichen Persönlichkeit der Artemis steht Klarheit, Struktur und Unbestechlichkeit. Hier zeigt sich eine Parallele zum Wesen Athenes. Wenn jene jedoch nie das Patriarchat infrage stellte und in tiefer Loyalität mit dem Vater Zeus verbunden blieb, befreite sich Artemis von der Vormundschaft des Männlichen und lebte innere Unabhängigkeit. So war ihr Denken nicht komplexhaft aufgeladen, sondern entsprach einer inneren Konsequenz. Ihr Handeln war immer an Gegebenheiten orientiert, wie ihre frühe Funktion als Hebamme bewies. Sie blieb in ihrer Person und ihrem Denken und Handeln immer realitätsorientiert. Ihre sachlich-nüchterne Kühle, ihre Eigenständigkeit, war mit einem Hauch der Unnahbarkeit verbunden. Intuitives Wahrnehmen, das Erahnen positiver oder auch negativer Schwingungen blieb ihr weitgehend verschlossen.

Ein Dunkelaspekt der Göttin ist ihre Bereitschaft in archaische Wut zu verfallen. Symbolisch wird diese Eigenschaft über den kalydonischen Eber vermittelt, ein Tier, das ihr heilig war. Fühlte sie sich in ihrem Wert gekränkt oder beleidigt, ließ sie diesen Eber töten und zerstören. Ihre Wut richtete sich vor allem auf Männer, von denen Artemis missachtet, herabgewürdigt oder nicht mit Respekt behandelt wurde.

Welche Aspekte mit archetypischer Gültigkeit dürfte Artemis als Göttin vermitteln? Sie vertritt einerseits das Sicherheit gebende Moment in Verlässlichkeit und Klarheit, womit die Funktion der Tatkraft angesprochen wäre. Andererseits berührt sie in ihrer Erhabenheit tiefe Gefühle, die in dem Gegensatzpaar von »tremendum« und »fascinosum« erlebbar werden. Es sind Gefühle, die immer dann in ihrer Gegensätzlichkeit auftauchen, wenn eine tiefe Berührung durch archetypische Wahrheiten als Gewissheit und Geheimnis stattfindet. Zu diesen Geheimnissen gehört das Leben in seiner Fülle und gleichzeitig der Tod in seiner Unerbittlichkeit.

> Hinter mir war eine große Frau. Es war so ein Verhältnis, als würde ich sitzen und sie stehen. Sie war mindestens 3 m groß.

Der achtjährige Träumer beteuerte, dass diese Frau in ihrer Größe so übermächtig wirkte. Er habe keine Angst gehabt, er habe nur gespürt, dass sie so etwas – er suchte nach Worten – so etwas Gewaltiges gehabt habe.

Scheinbar zusammenhanglos berichtete er von seiner Lehrerin, die alles immer besser wüßte und die Jungen nicht gelten ließe. »Die mag uns nicht und darum sind wir immer die Bösen. Die Mädchen sind ihre Lieblinge.« Danach berichtete er von seiner fünf Jahre älteren Schwester, die sei genauso rechthaberisch und die Mama würde immer zu ihr halten. Ich versuchte diesen Aspekt der furchterregenden Dominanz in die Übertragung zu bringen. »Nein«, meinte er, »bei dir ist das doch was ganz anderes,« aber dann nach einem Zögern, »aber du weißt auch immer alles besser und deine Geschichten von den Göttern sind manchmal echt doof!«

Archetypische Geschichten sind nicht immer erfreulich, genauso wie Äußerungen und Kommentare der Therapeuten. Wie heilsam ist es, dass man angesichts solcher Äußerungen nicht in die Gefahr kommt, sich zum Träger göttlichen Wissens zu machen?

> Ich träume, dass ich vor die Wahl gestellt werde, mir ein Zimmer zu suchen und dieses entweder mit einer sehr alten Frau oder einem ehemaligen Häftling zu teilen. Ich sehe eine Fotografie der Frau, aufgenommen im Profil. Sie ist sehr, sehr alt, sehr majestätisch und würdevoll. Sie hat offene weiße Haare und eine Art Zylinder auf. Sie erinnert mich an einen Indianerhäuptling. Als ich genauer hinschaue,

> merke ich, dass auf dem Foto ein Teil ihrer Nase nicht mit auf dem Bild ist. Ich vermute, dass sie eine lange gerade Nase hat und irgendwie dachte ich dabei an mich. Als ich fertig überlegt habe, bin ich fest entschlossen, mich für die Frau als Mitbewohnerin zu entscheiden.

Für die 19-jährige Träumerin war es sofort klar, dass es sich in ihrem ersten Traum um etwas wie eine Urmutter handelte. Als ich ihr von der Göttin Artemis erzählte und ihr aus meinem Sandspielregal eine Artemis Figur zeigte, sagte sie, so etwa habe ich diese Frau erlebt: eine unendliche Würde und Überlegenheit an der sie gern teilhaben wolle. Darum habe sie sich wohl entschieden, mit ihr das Zimmer zu teilen.

Die Realerfahrung der jungen Frau hinsichtlich eines weiblichen Vorbildes war gerade umgekehrt. Ihre Mutter war ein ängstliches, verhuschtes Wesen, die seitens ihrer Tochter mit Geringschätzung behandelt wurde. »Sie hat so ein geringes Selbstbewusstsein. Immer fürchtet sie, was die Leute Schlechtes denken oder sagen könnten und bemüht sich darum, möglichst unauffällig zu leben. »Jetzt erst sehe ich«, so fuhr sie fort, »warum ich so ein archaisches Göttinnenbild dagegenstellen muss und warum ich das große Bedürfnis habe, selbst immer im Mittelpunkt zu stehen und geachtet zu werden.«

> Ich träume, ich bin in einem leeren Haus im Erdgeschoss, in dem zwei Zimmer nebeneinander sind. Alles ist ganz weiß und hell, die Sonne scheint. Der Boden ist ein helles Parkett. In einem der Zimmer sind zwei weiße Pferde. Ich lasse sie hinaus auf die Koppel, die rund um das Haus ist. Ich stehe draußen und plötzlich ist meine Mutter da, die sagt: »Die 50 €, die du mir noch schuldetest und die du mir zurückgegeben hast, die lege ich gut an für dich«. Dann springt ein großes graues Pferd mit einem enorm dicken Hintern mit voller Kraft in die Koppel zu den anderen Pferden.

Diesmal träumt die 19-Jährige von Pferden, die sie in die Freiheit entlässt. Wir standen zunächst beide etwas ratlos vor diesem Traum. Dann überlegten wir gemeinsam, ob sich in der Doppelung eine neue Beziehung zu ihrer Mutter andeuten könne. Versöhnung und Ausgleich scheinen letztmöglich zu sein. Ob sich hinter dem großen grauen Pferd mit dem

»enorm dicken Hinterteil« auch die machtvolle Göttin Artemis verbirgt, jetzt in ihrer naturverbundenen Identität? Mir fiel dazu die Pferdegöttin der Kelten, Epona ein. Sie scheint einen zusätzlichen Aspekt des Weiblichen zu verkörpern: vitale Kraft und »Pferdestärke«, begleitet von dem unbändigen Bedürfnis nach Freiheit.

7.3 Archetypische Träume von äußerer Vollkommenheit und neuen Perspektiven

7.3.1 Aphrodite, die makellos Schöne

Künde mir Muse die Taten der goldenen Göttin von Kypros, Aphrodite, die süßes Verlangen erregt in den Göttern, die der Menschen Geschlechter, die Himmel durchfliegenden Vögel und die anderen Tiere mit ihrem Reiz überwältigt. (Pfeiff 2002, S. 33)

Eine Göttin mit ganz anderen Zügen begegnet einem in Gestalt der Aphrodite. Gemäß einem Mythos ist sie die »Schaumgeborene«: Uranus, der Ahnherr der Gottheiten, mit dem Himmel in seiner umfassenden Macht vergleichbar, verharrte in einem beständigen Zeugungsprozess mit Gaia, der Erde. So wollte er verhindern, dass seine Nachkommenschaft geboren und ihn in der Folge entthronen würde. Es ist eine Angst, die man als archetypisch bezeichnen könnte, denn sie setzt sich nicht nur in der Genealogie der griechischen Götter fort, sondern erfüllt auch heute noch manche Väter. In ihrer Qual veranlasste Gaia ihren Sohn Kronos, den Vater zu kastrieren und das abgeschnittene Glied ins Meer zu werfen. So vollzog sich ein symbolischer Zeugungsprozess, der die Schönste der Göttinnen zum Leben erweckte. Eine andere Version findet sich bei Homer: Hier ist sie Tochter des Zeus und der Dione. Diese wiederum scheint eine alte machvolle Gottheit zu symbolisieren. Dione ist die weibliche Form des Namens von Zeus. So wird in dieser Version die Besonderheit dieser Göttin betont, indem sie entweder aus einer Art Selbstzeugung hervorging oder über Eltern verfügt, die in ihrer Gleichheit nahezu symbiotisch verbunden sind.

Aphrodite ist in ihrer Person Vertreterin der makellosen Schönheit. Ihre goldenen Locken, die vollkommene Figur, die zarte Haut entzückte die Geschichtsschreiber. Sie wurde so zum Inbegriff verführerischer Weiblichkeit. In der Jungschen Sprache könnte man sie als perfekte Anima bezeichnen, d. h., sie entsprach dem Idealbild männlichen Erlebens: Deren eigene weiche »weibliche« Seite suchte und fand in ihr ein wunderbares Projektionsfeld.

Aphrodite war jedoch nicht allein ein verlockendes Gegenüber, sondern schuf auch erotische Verbindungen, gelegentlich mit ihrem Sohn Amor. Eine bezeichnende Situation wird in der Argonautika (Lutz 2010) geschildert: Hera und Athene beschlossen Medea in Liebe zu Jason entbrennen zu lassen. Beide fühlten sich dazu nicht in der Lage, sondern Athene meinte, dazu brauchten sie Aphrodite. Dieser gelang es in der Tat, indem sie ihren Sohn Amor veranlasste, einen seiner Liebespfeile auf Medea zu richten.

Aphrodite konnte in ihrer Schönheit und Sinnenfreude viele Männer, Götter und Menschen begeistern. Sie war jedoch gleichermaßen entzündbar. So verliebte sie sich in Anchises, einen Hirten vor den Toren Trojas, verbot ihm jedoch, sein Verhältnis mit einer Göttin kundzutun. Er konnte sich jedoch nicht beherrschen. Die Strafe der Göttin bestand darin, dass er lahm wurde. Symbolisch mag dahinterstehen, dass er zu wenig Eigenständigkeit besaß, um eine Liebesbeziehung zu einer Göttin in Ichstärke durchzutragen. Der gemeinsame Sohn Aeneas sollte ihn dereinst aus dem brennenden Troja tragen und zum Gründer von Rom werden.

Auch Adonis gehörte zu den Liebhabern der Göttin. Sie warnte ihn allerdings vor dem Umgang mit wilden Tieren, was er in seinem Jagdeifer missachtete und in der Konsequenz von jenen zerrissen wurde.

Als Repräsentantin von Liebe und Beziehungsfähigkeit sorgte sie auch für die Erfüllung geheimer Sehnsüchte. Hippodemus liebte die schöne Atalanta. Jene versprach jedoch nur denjenigen zu heiraten, der sie im Wettlauf besiegen würde. Aphrodite gab Hippodemus drei goldene Äpfel, die er während des Wettlaufes fallen ließ. Atalanta bückte sich jedes Mal, um die Äpfel aufzuheben, was sie im Wettlauf zu einem immer neuen Ansatz zwang. Auf diese Weise siegte Hippodemus.

In der Musikgeschichte wurde diese »Fugata« Ausdruck und Symbol für die kunstvolle Verknüpfung eines immer neu einsetzenden gleichen Themas in verschiedenen Lagen. Auf diese Weise verband sich der Gehalt des Mythos mit der musikalischen Umsetzung in der »Kunst der Fuge«, Johann Sebastian Bachs Meisterwerk.

Die tiefe Symbolik, die sich mit dieser Göttin verbindet, hat Botticelli in seinem Gemälde »Die Geburt der Venus« in seiner überirdischen Schönheit festgehalten.

Aphrodite war mit dem hässlichsten der Götter, mit dem lahmen Hephaistos verheiratet. Schönheit und handwerkliche Kunst, war Hephaistos doch ein begnadeter Schmied, gingen eine tiefe symbolische Verbindung ein. Aphrodite, rasch entzündet, verband sich jedoch auch mit anderen Göttern. Hermes, der Trickster, Gott der Diebe und der Kaufleute, zeugte mit ihr den Hermaphroditen. Dieser ist als derjenige zu verstehen, der in seiner Person Männliches und Weibliches vereinigt, die Gegensätze zu einer Ganzheit zusammenführt. So mag Aphrodite nicht nur unter dem Aspekt verführerischer Weiblichkeit eingeordnet werden, sondern sie repräsentiert in ihrer Person ein Beziehung stiftendes Element. Als Göttin repräsentiert sie nicht nur die vollkommene Schönheit in ihrer verführerischen Qualität, sondern stiftet im Bereich von Beziehung liebevolle Bindung, weckt erotisch gefärbte Faszination und sexuelle Bedürfnisse. So war sie auch diejenige, die in der Gattin des Königs Minos auf Kreta unstillbare sexuelle Wünsche gegenüber dem göttlichen Stier des Poseidons einflösste. Dädalos, der begnadete Ingenieur der Antike musste für sie eine täuschend lebendige Kuh gestalten, in die sie hineinkroch, um sich vom Stier begatten zu lassen. So ist Aphrodite auch eine Verkörperung uralter Bräuche sexuelle Bedürfnisse auch mit Tieren auszuleben. Symbolisch verstanden verbindet sie archaische Gegensätze und bewirkt damit Ganzheitlichkeit. Wie im Zustand der Verliebtheit das Gegenüber als begeisterndes, Glück verheißendes Ideal erlebt wird, stiftet die Göttin auch gleichermaßen Leid, wenn die Illusion zerbricht und die Realität ihr nüchternes Gesicht zeigt. Es mag auch mit ihrer Entstehung zusammenhängen. Ihre Geburt aus dem Schaum, der durch das abgeschnitten Glied des Uranus entstand, weist auf die enge Verbindung von Schmerz und Lust, von Depression und Euphorie hin.

Aphrodite unterhielt auch eine langwährende Beziehung zu Ares. Erotik verbindet zwei Menschen ebenso wie zwei Götter, seien sie noch so unterschiedlich. Gerade dadurch entsteht Faszination. In der Verbindung scheint die Geburt einer Ganzheit nahezu sicher. Die gemeinsamen Kinder dieses Götterpaares wurden jedoch nicht die Träger dieser Erwartung, sondern vertieften die Gegensätzlichkeit, einer Spaltung vergleichbar. Die beiden Söhne hießen Grauen und Gewalt und dürften diesem Namen Rechnung getragen haben. Außerdem gab es noch die Tochter Harmonia. Hatte sie den ungeschriebenen Auftrag die gegensätzlichen Eltern zu verbinden? Von ihr berichtet die Überlieferung nichts.

Der Ehemann Aphrodites, Hephaistos, war verständlicherweise mit dieser Verbindung nicht einverstanden, sondern schmiedete eine feines, jedoch unzerreißbares goldenes Netz, das er über die Liebenden warf. Indem sie sich aus ihrer intimen Situation nicht zu befreien wussten, wurden sie dem Gelächter der anderen Götter preisgegeben. Steht dahinter, dass die Sehnsucht nach einer Vereinigung der Gegensätze mit dem Ziel der Vollkommenheit auch den Göttern nicht fremd ist? Bei aller Unvollkommenheit und Tragik menschlichen und selbst göttlichen Erlebens spielt der Humor eine wichtige und ausgleichende Rolle. Das sprichwörtliche »homerische Gelächter« der Götter zeugt davon.

Suchen wir bei den Funktionen C. G. Jungs nach einer charakteristischen Perspektive, dürfte bei Aphrodite zunächst das Fühlen im Vordergrund stehen, das durch keine rationale Einschränkung getrübt wird. Das englische »fall in love« wird dieser emotionalen Befindlichkeit am ehesten gerecht. Hinzu kommt die Bereitschaft zum spontanen Handeln, ohne sich über die möglichen Konsequenzen Gedanken zu machen. Die Geschichte vom »Urteil des Paris« spielt dabei eine bezeichnende Rolle.

Im alltäglichen Leben steht Aphrodite für das Bild der Anima. Sie verkörpert den Stoff, aus dem die Träume sowohl bei Frauen als auch bei Männern sind. Sie hat bei Frauen eher die Rolle eines makellosen Vorbildes, was sich bis in wahnhaft anmutenden Perfektionismus steigern kann. Identifiziert man sich mit dem Archetyp der Anima, verliert man das Gefühl sowohl für die eigenen Grenzen wie auch für die Realität des anderen, was regelmäßig in Beziehungskatastrophen endet. Die Anima symbolisiert bei den Männern die eigene weiche gefühlsbetonte Seite, die auf Frauenfiguren projiziert wird. Damit verbunden ist die Gefahr, dass sich der Mann jeden Alters in einer Traumwelt verlieren kann und eine Bildvorstellung zur Realität macht, statt das Bild der Wirklichkeit anzugleichen.

In der keltischen Sagenwelt wird diese psychische Bedrohung sehr überzeugend durch die verführerischen Frauenfiguren aus der »Anderswelt« symbolisiert, die in ihrer Schönheit locken und den Helden zum Mitkommen verführen. Damit ist zumeist ein Selbstverlust besiegelt: Der Held kehrt nicht mehr in seine eigene Wirklichkeit zurück. Das mag als innerpsychisches Geschehen auch mit dem Abgleiten in eine Psychose gleichgesetzt werden.

> Ich träumte von Hasen und von geschlachteten Tieren für ein großes Fest. Dann ist da ein Swimmingpool, der über und über umgeben ist von Rosenhecken und eine schöne Frau steht da und sieht mich an.

Ein Hase ist unverkennbares Symbol für Sexualität. Im festlichen Glanz im Mittelpunkt zu stehen und aufgrund ihrer Schönheit von allen bewundert zu werden, war für eine 17-Jährige höchstes Ziel. Es war für sie existentiell wichtig, von allen in der Klasse, ob Mädchen oder Jungen bewundert zu werden. Als sie von einem jungen Mann als »hohle Nuss« bezeichnet wurde, brach sie zusammen und befürchtete nie zu einer lustvollen Gemeinsamkeit mit Männern zu finden. Aufgrund einer in Folge akuten Depression kam sie in meine Sprechstunde.

Im Gespräch wurde deutlich, dass Sie überzeugt gewesen war als künftiges Model Karriere zu machen. Mit der Äußerung des jungen Mannes brach ihr künstliches Gebäude, dem sie so viel Anstrengung gewidmet hatte plötzlich zusammen und sie erschrak vor der eigenen Leere.

Ihr Traum spiegelt das Tödliche ihrer Lebenseinstellung. Sie selbst interpretierte die geschlachteten Tiere als Ausdruck der verzweifelten Stimmung in der sie sich befand. Sie selbst bezeichnete die Hasen als Rammler und meinte, vielleicht müssten die auch noch sterben. Ein Swimmingpool, der Tiefe hat und von Rosenhecken umgeben ist, könnte ein Zukunftsperspektive darstellen. Aber ein Swimmingpool ist immer etwas Künstliches, ohne wirkliche Tiefe. Schönheit braucht jedoch Tiefe und Lebendigkeit im Werden und Vergehen. Scheint die schöne Frau diesen Gehalt wirklich zu vertreten?

Es genügten wenige Therapiestunden, um eine emotionale Wandlung einzuleiten. Die Jugendliche verabschiedet sich nach der Kurzzeittherapie mit folgendem Traum:

> Ich träume von einer Hochzeit. Das Paar ist schon älter, so um die fünfzig. Die Braut war zuerst verkehrt herum aufgehängt. Nachher sehe ich mir die beiden genauer an. Der Bräutigam hatte der Braut ein selbst gemachtes Buch geschenkt: außen tausende von Marienkäfern als Glücksbringer und innen selbstgemalte Orchideen und Blumen der seltensten Art. Die Farben sind eher Pastelltöne.

Verkehrt aufgehängt zu sein, bedeutet Wandlung und die Möglichkeit, aus einer neuen Perspektive das eigene Sein zu betrachten (Banzhaf & Hemmerlein 1997, S. 68). Im Rahmen der Beziehung ist nicht mehr nur die blühende Schönheit der Rosen, sondern auch ihr Erblühen mit der Tendenz zu welken, was sich am fortgeschrittenen Alter des Paares ablesen lässt. Der wahre Wert liegt nicht in der äußeren Schönheit allein, sondern in der Beziehungsfähigkeit und Kreativität. Hier liegt das wahre Glück verborgen.

Die Jugendliche brauchte keine große Interpretation. Ihr war der archetypische Gehalt ganz selbstverständlich nachvollziehbar. Das ist mein Abschiedsgeschenk an sie, meinte sie und ging, eine lebendig gewordene pastellfarbene Rosenknospe.

Eine 19-jährige junge Frau, die bereits zwei Jahre in meiner therapeutischen Behandlung war, brachte eines Tages den nachfolgenden Traum. »Das ist mein Sehnsuchtsziel« formulierte sie zögernd. »Ich möchte so schön sein, dass ein Mann von mir so fasziniert ist, dass er ohne mich nicht leben will und alles daran setzt, mich zu gewinnen – für immer« setzte sie hinzu.

> Ich tanze mit einem Mann, zunächst eckig und hölzern. Wir bekommen Anweisungen so zu tanzen. Danach hingebungsvoll »wie aus einem Guss«. Wir nehmen den ganzen Raum ein und machen lange Schritte. Ich lege den Kopf an seine Schulter. Er sagt: »Wir ziehen bald zusammen.«

In der Amplifikation fiel mir das Märchen von »Brüderchen und Schwesterchen« ein, in dem der Königssohn das schöne junge Mädchen im Wald entdeck, mit sich aufs Schloß nimmt und sofort heiratet. Damit beginnt aber erst der eigentliche Entwicklungsprozess, die Auseinandersetzung mit der eigenen dunklen Seite in Gestalt der Stiefmutter und ihrer eigenen Unbewusstheit und Naivität. Wir versuchten den symbolischen Gehalt im

Traum zu entdecken und fanden die Parallele in der symbiotischen Verbundenheit des Königs mit dem Schwesterchen. In der Symbiose *scheint das Ziel erreicht.*

Die junge Frau wurde sehr nachdenklich und erkannte in der Reflexion, dass eine solche Verbundenheit keine Individualität zulässt. »Dann hätte ich mich eigentlich 2 Jahre umsonst bei ihnen abgemüht, wenn das das Ende vom Lied ist«, meinte sie schließlich aufseufzend.

Der nächste Traum, einige Monate später zeigte auf der Symbolebene, dass sie dabei war, sich in Leichtigkeit selbst zu finden.

> Ich träume, dass links von mir eine wunderschöne, lachende Frau steht. Sie hat eine außerordentlich schöne Tracht an und ich weiß, dass sie gleich den Kranichtanz tanzen wird.

Die Träumerin wusste nicht, dass der Kranichtanz Ausdruck eines archaischen Rituals war um das Geheimnis des minoischen Labyrinthes über die Bewegung zu erfahren. Das Labyrinth wiederum steht für Wege und Umwege im Leben. Die richtigen Schritte zu machen, weil der rote Faden des Wissens innerlich zur Verfügung steht, das wurde mir über diesen Traum zur inneren Gewissheit. Ich vertraute darauf, dass dieses archetypische Bild an die selbstheilenden Kräfte der Psyche der jungen Frau anknüpfte und verzichtete auf weitergehende Interpretationen.

7.4 Archetypische Träume von der ängstigenden Dunkelheit des Unbewussten

7.4.1 Hekate, die Göttin des Schattenreiches

In der griechischen Mythologie war Hekate die Göttin der Weggabelungen. Sie hatte damit symbolisch gesehen die Fähigkeit, in drei Richtungen zu sehen. Sie repräsentiert damit den Blick rückwärts in die Vergangenheit, die Perspektive der Gegenwart und eine mögliche Zukunftsorientierung. Hekate verkörpert in ihrer Person damit auch das ahnende Schicksal, auch ein Wissen, dass in den Fügungen immer eine Sinnhaftigkeit entdeckt werden kann. Diese Aspekte stehen im Gegensatz zur rationalen Klarheit des apollinischen Denkens, das vor allem im objektiven Denkens Orientierung sucht. Auch Athene mit ihrem am patriarchalen Wertesystem geschulten Wahrnehmen, das sich von der intuitiven Ahnung vollkommen unterscheidet, entwertet häufig einen solchen Umgang mit dem Leben und dem Rätsel der Zeit.

In dieser Eigenschaft der ahnenden Wertschätzung der Intuition wirkte Hekate von jeher als beunruhigender Faktor für ein einseitiges rationales Denken. Frauen, die diese Eigenschaft lebten und über ein über enge Grenzen hinausgehendes Wissen von der Natur, den Heilkräften, der Unterstützung gesunder Kräfte im Menschen verfügten, lösten oft ein solches Maß an Bedrohung aus, dass man sie als Hexen und Gefährtinnen des Teufels verurteilte oder sogar hinrichtete.

Hekate ist damit Symbolfigur der dunklen Mächte der Unterwelt. Sie scheint für manche erschreckend in ihrer düsteren Qualität. Sie verkörpert das ahnende Prinzip, das Wissen um Dinge, die nicht rational erklärbar, und trotzdem als ein selbstverständliches Wissen im kollektiven Unbewussten vorhanden ist. C. G. Jung benannte diese Funktion als Intuition. Sie ist eine der vier Kategorien mit denen wir nach Meinung des Psychologen die Welt erfassen, mit ihr umgehen und sie gestalten. Die Intuition ist die schnellste Funktion. Ihre Gültigkeit wird uns oft erst im Nachhinein bewusst, wenn wir »aus dem Bauch heraus« eine Entscheidung treffen, die zwar rational nicht erklärbar, aber trotzdem ihre absolute Richtigkeit hat. Intuitive Mensch hören, wie im Märchen von der »klugen Else« das Gras wachsen und sehen den »Wind auf den Gassen laufen«.

Das Wissen einer Hekate kann zur Gewinnung von Weisheit führen. Diese Weisheit ist jedoch nicht irrational, sondern Ergebnis von Erfahrungen. In der Belebung von Hekate Eigenschaften ist man in der Lage, Vergangenes zu deuten und zu einem Erfahrungsschatz zu machen. Dies wiederum ermöglicht, die Gegenwart damit in Beziehung zu setzen und gleichzeitig mit einer gewissen Objektivität zu beurteilen. Schließlich gewinnt man daraus die Fähigkeit, die Zukunft als Konsequenz des

Erlebten zuversichtlich zu gestalten. So kann sich der Ablauf der Zeit zu einem sinnvollen Geschehen formen und Ängste vor einer schicksalhaften Willkür bannen. Hekate, die Dunkle und Geheimnisvolle kann so Licht in das persönliche Dunkel diffuser Ängste, die letztlich immer Todesängste sind (Yalom), bringen.

Nicht selten kann das ahnende Vermögen auch prophetische Züge annehmen, um dann jedoch von Menschen, die keinen Zugang zu diesen Wahrnehmungen haben, häufig als Spinnerei oder gar als »Verrücktheit« abgetan zu werden.

Ein gutes Beispiel aus der Ilias ist in diesem Zusammenhang Kassandra, die Tochter des Königs Priamos von Troja. Weil sie sich dem Gott Apoll verweigerte, beschenkte er sie zwar einerseits mit der Gabe der Weissagung, andererseits aber auch mit dem Fluch, dass ihr niemand Glauben schenken sollte. Sie wusste um den Untergang Trojas. Während sie mit aufgelösten Haaren durch die Straßen der Stadt lief, verkündete sie das drohende Verhängnis, aber alle verlachten sie, nahmen ihre Botschaft nicht ernst, sondern verspotteten sie als Verrückte.

Als Göttin nahm Hekate Vorgänge wahr, die andere übersahen. Sie konnte in Notsituationen nicht immer helfen, aber sie zeigte Wege auf, um Lösungen zu finden.

Als Demeter in der Klage um ihre verlorenen Tochter in tiefste Depression verfiel, sich und die Fruchtbarkeit der Erde vernachlässigte, gab Hekate ihr den Rat, sich an Helios, den Sonnengott zu wenden, dem nichts verborgen sei. Sie selbst habe auch nur die Schreie der geraubten Tochter gehört.

Dieser Rat ist nicht nur konkret zu nehmen. Aus symbolischem Blickwinkel wird damit ausgedrückt, dass ein Verharren in der depressiven Düsterkeit alle lebendigen Ressourcen verschlingt. Abstand zu gewinnen, sich dem Licht als Wegbegleiter anzuvertrauen, ermöglicht zumindest, einen Lösungsweg zu erahnen und damit aus der emotionalen Erstarrung herauszufinden.

Hekates Rat, den Sonnengott Helios nach dem Verbleib der Tochter zu fragen, erlaubte Klärung und Lösung. Indem der Unterweltsgott Hades die Tochter mit Billigung des Zeus geraubt hatte, konnte Demeter Zeus zu einem Kompromiss veranlassen. Hekate als kluge Beobachterin wurde damit auch eine Vertreterin der Naturgesetze. Sie vermittelte im indirekten

Aufdecken des Geschehens, dass zum Werden und Vergehen auch gehört, dass Entwicklungen vom Mädchen Kore zur verheirateten Persephone von einer Mutter anerkannt werden müssen und nicht rückgängig gemacht werden können.

> Eine Person mit grünen, stechenden Augen. Sie war weiß angezogen und saß auf einer Mauer. Sie wollte nach mir greifen, aber ich war zu weit weg. Da steckte sie ihr Bein aus und versuchte mit aller Gewalt und Anstrengung mich zu berühren. Ich blieb ganz ruhig und teilnahmslos stehen. Es gelang der Person nicht, mich zu berühren. Da sank sie von der Mauer zu Boden, sank hinein und dann war sie weg.

Eine 16-Jährige berichtete mir diesen Traum nach den ersten probadorischen Sitzungen. Sie bemerkte dazu, dass sie keinerlei Angst empfunden habe, nur die grünen, stechenden Augen hätten sie irritiert. Assoziativ meinte sie, dass sie grün eigentlich mit der Natur, mit Bäumen und Pflanzen verbinden würde und nicht recht verstünde, warum sie stechend gewesen seien. Über den Einfall »giftgrün« meinte sie zu verstehen, dass sie die Berührung mit dieser Gestalt vermeiden wollte. Wir konnten herausarbeiten, dass es hier um eine Berührung mit der Unterwelt ging, die sie mehr beunruhigte, als das Bewusstsein zuließ. Ich erlaubte mir, eine persönliche Geschichte, mein erster Kontakt mit einem alten Analytiker jungscher Prägung zu erzählen: Als ich mich mit 23 Jahren nach der Ausbildung zum Therapeuten erkundigte, erwähnte ich ihm gegenüber meine Sorge hinsichtlich der dunklen Elemente im Unbewussten. Er meinte darauf: »Es sind nicht nur dunkle, gefährliche Bewohner dort unten, sondern auch verborgene Schätze, die es lohnen, in die Tiefe zu gehen.«

Damit hatte er möglicherweise diese Frau, vielleicht Hekate oder die nordische Hel gemeint, die nicht nur dunkel sind, sondern als Hüterinnen der Intuition auch weiße Kleider tragen dürfen.

Ich beließ es bei dieser persönlichen Mitteilung, um über die Identifikation den Mut zu unterstützten, sich in die Tiefe zu wagen. Dunkle, aber auch helle Schätze warteten darauf, entdeckt zu werden.

> Ich träume von einer alten Frau, die alles macht. Sie lebt nur in einem Zimmer in der Tiefe und nur samstags nimmt sie ein Bad.

Der Traum scheint unmittelbar ist das Reich der Untergöttin Hekate zu weisen. Die alte Frau scheint so etwas wie eine unpersönliche weibliche Urgestalt zu sein, die in der Tiefe beheimatet ist. Warum nimmt sie ausgerechnet am Samstag ein Bad? Dieser Wochentag ist dem Saturn gewidmet, dem dunkelsten introvertierten Planeten. Ein reinigendes Bad wird unter der Dominanz dieser nach innen gerichteten Macht genommen. Es scheint so, als ob damit die Existenz dieser geheimnisvollen Gottheit unterstrichen wurde.

Die 17-jährige Patientin ging ganz schnell über den Traum hinweg. Sie fand ihn komisch und nichtssagend.

Als sie wenige Wochen später den folgenden Traum erzählte, erinnert sie sich spontan auch an den vorhergehenden Traum. »Ob es sich wohl um die gleiche Erscheinung handeln könnte«, mutmaßte sie.

> Es ist ganz dunkel. Plötzlich steht da eine Frau und ihre linke Hand ist erhöht und aus ihrer Handinnenfläche fließt unaufhörlich ein Strom von leuchtender magentafarbener und gelber DNA auf den Boden.

Wir staunten gemeinsam über diesen offensichtlichen Befruchtungsvorgang, der über die rote und gelbe Farbe in seiner vitalen Dynamik noch unterstrichen wurde. Die Betonung der linken Hand könnte auf den emotionalen Bereich hinweisen, der in der Realität von gravierenden Ängsten besetzt war. »Sollte ich so eine Figur in mir tragen«, fragte sie zögernd. Und dann etwas sicherer: »Dann könnte ich mir selbst ja mehr vertrauen und nicht mehr so panisch auf alles reagieren.«

Zusammenfassung

In den weiblichen Gottheiten spiegeln sich sehr unterschiedliche Eigenschaften. Obwohl den Frauen in der Realität der Antike nur eine geringe Bedeutung zuerkannt wurde, demonstrieren die Göttinnen archaische Mächte, die in ihrer Wirksamkeit gleichberechtigt neben den männlichen Gottheiten stehen.

Athene, die kämpferische Tochter des Zeus hat trotz all ihrer Fähigkeiten, die sie ihrem Vater gleichstellten, nie seine Überlegenheit infrage gestellt. Anders die große Göttin Artemis von Ephesus. Sie war das Abbild einer autonomen Herrscherin. In archetypischen Träumen bildet sich diese Autonomie oft als entwicklungsförderndes Moment ab. Genauso verhält es sich mit einer Aphrodite, die mit ihrer Schönheit verführt, ein Wunsch, der angesichts seiner archetypischen Wirksamkeit bis heute viele jüngere und ältere Frauen bewegt. Hestia und Demeter in ihrer fürsorgenden Haltung sind für viele Frauen nach wie vor verbindlich Vorbilder, auch wenn es sie in Abgleich mit Athene-Impulsen an die Grenzen der Kraft bringt. Und schließlich fordert Hekate als Unterweltsgöttin den Umgang mit unserem intuitiven Wissen, der geheimen, irrationalen Macht. Sie repräsentiert einen hohen Wert, auch wenn sie rational nicht zu erklären ist.

Literatur zur vertiefenden Lektüre

Banzhaf, H. & Hemmerlein, E. (1997). *Tarot als Wegbegleiter*. (3. Auflage). München: Hugendubel.

Biedermann, H. (1987). *Die großen Mütter, die schöpferische Rolle der Frau in der Menschheitsgeschichte*. Bern/München: Scherz.

Euripides (1984). *Sämtliche Tragödien Bd. 1: Helena.* Stuttgart: Kröner Verlag.

Euripides (1984). *Sämtliche Tragödien Bd. 2: Medea.* Stuttgart: Kröner Verlag.

Schimmel, A. & Endres, K. (1984). *Das Mysterium der Zahl. Zahlensymbolik im Kulturvergleich.* Kreuzlingen/München: Hugendubel.

Weiterführende Fragen

- Vergleichen Sie die polaren Standpunkte, dass einerseits Göttinnen Projektionen des Menschen sein sollen, zum anderen, dass sie überpersönliche archetypische Manifestationen des Göttlichen sind.
- Inwieweit lässt sich auch in der Konfrontation mit weiblichen Gottheiten das Moment des »tremendum« und des »faszinosum« wahrnehmen?
- Gibt es analog zum Lieblingsmärchen einen Lieblingsmythos bzw. eine Lieblingsgottheit, die in ihrem Leben Orientierung geben konnte?

8 Die männlichen Gottheiten der nächsten Generation

Um das Wesen der männlichen Gottheiten zu verstehen, muss man berücksichtigen, dass Homer, der als Verfasser der Ilias und der Odysse gilt, von der patriarchalen Geistesströmung der Antike geprägt war. Die Tempel mit ihren ragenden Säulen unterstreichen diesen Aspekt. Patriarchat muss man aber in der Verbindung mit einer voranschreitenden Individualisierung verstehen. Das Jahrtausende zuvor existierende Matriarchat erlebten die Menschen als eine Dominanz, die auch Abhängigkeit vom spendenden, Leben schaffenden Prinzip war.

Die männlichen Gottheiten unterscheiden sich in ihren individuellen Zügen grundsätzlich. Es gibt Macht, Überlegenheit und Stärke, aber auch List und Verschlagenheit. Ihnen allen gemein ist die Außerordentlichkeit ihrer Fähigkeiten. Auch hier unterstreichen die homerischen Hymnen, etwa 600 v. Chr. entstanden, ihre Einmaligkeit. Sie wurden nicht zuletzt über die Bewunderung des blinden Dichters zu den Unsterblichen, die Dank der Apfel der Hesperiden nie alterten und sich damit deutlich von den Menschen unterschieden. Das war nicht immer so. In der vorhomerischen, mythischen Zeit vermischten sich Götter mit den Menschen bei kultischen Handlungen. Die Menschen erlebten die Götter als real anwesend, was den Schluss nahelegt, dass zur damaligen Zeit zwischen Göttern und Menschen kein Gefälle existierte.

8.1 Archetypische Träume zu Würde und Heil

8.1.1 Apoll, der Lichtgott und sein Sohn Asklepios, der Heiler

Immer will ich gedenken des Fernhintreffers Apollon, niemals seiner vergessen, vor dem auch die Götter erbeben.... Mit den Musen will den Sang ich beginnen, denn aus der Musen Macht und des Fernhintreffers Apollon stammen die Sänger auf Erden, die Kitharaspieler... (Pfeiff 2002, S. 17 und 32)

Zu den sogenannten Olympiern gehören auf der männlichen Seite der Lichtgott Apoll. Er wird zumeist mit einer Leier abgebildet, ein Gott der den Künsten, den Musen zugewandt ist.

Jede vertritt einen künstlerischen Bereich: Kleio die Geschichte, Melpomene die Tragödie, Terpsichore den Tanz, Thalia die Komödie, Euterpe die lyrische Poesie und die Flötenmusik, Erato den Gesang, Urania die Astrologie, Polyhymnia so unterschiedliche Aspekte wie Geometrie und Pantomime, Kalliope das Saitenspiel und die Epik (Tripp 1991, S. 354). Die Zuordnung der künstlerischen Bereiche wurde von einigen spätklassischen Schriftstellern vorgenommen, erscheint jedoch willkürlich. Dahinter stand offensichtlich das Bemühen, das Umfassende des von Apollo vertretenen Geistes darzustellen. Hieran lässt sich ablesen, dass Geist nicht mit Intellekt gleichzusetzen ist. Geist umfasst in diesem Zusammenhang gleichermaßen die schönen Künste. Es stimmt nachdenklich, wie wenig unser Schulsystem dieser umfassenden Persönlichkeitsbildung Rechnung trägt.

Apoll war der Lieblingssohn seines Vaters Zeus. Er repräsentiert Ordnung, Intellekt und Wille. Sein Wesen war Klarheit und denkendes Durchdringen der Welt. Er bevorzugt dafür Distanz statt Nähe. Aus dieser Perspektive verstand er sich als Gesetzgeber und Schirmherr der Medizin. Als reiner und heilender Gott gehörte zu ihm das Attribut der Sonne. Pfeil und Bogen auf der einen Seite symbolisierten seine Fähigkeit objektiv wahrzunehmen und zu beurteilen, die Leier dagegen seinen sensiblen Umgang mit den schönen Künsten, wie die Musen beweisen. Trotzdem scheint er mit dem fühlenden Prinzip seine Schwierigkeiten zu haben. Dies zeigt sich zum einen in der Auseinandersetzung mit dem Satyr Marcyas, zum anderen insgesamt in seinem Umgang mit der Weiblichkeit. Er bemühte sich immer wieder vergeblich um liebende Beziehungen, wohl weil er nicht einfühlsam genug war. So verfolgte er die Nymphe Daphne mit seinem Liebeswerben, die vor ihm floh und Zeus um Unterstützung anrief. Dieser verwandelte sie in einen Lorbeerbaum. Der Lorbeerkranz wurde zum Symbol für Würde und außerordentliche Verdienste und wurde immer mit dem Gott Apoll assoziiert. Ähnlich erging es ihm mit Athene, die ihn wiederholt abwies. Auch die trojanische Seherin Kassandra wurde von ihm umworben.

Intuition und Denken sind zwar sehr wichtige Eigenschaften, sie bleiben jedoch einseitig, wenn Handeln und Gefühl im Schatten bleiben. Die unentwickelten Funktionen brechen sich dann undifferenziert Bahn. Konfliktsituationen werden dann zu verwickelten Dramen, die nicht adäquat gelöst werden können. Es mag dahinter noch ein Problem stecken, dass auch heute häufig aktuell ist: Apoll, Zwillingsbruder der leichfüßigen Jagdgöttin Artemis, war gemeinsam mit ihr, der Mutter Leto sehr verbunden. Niobe, eine Sterbliche, rühmte sich, nicht nur zwei, sondern zwölf Kinder, sechs Jungen und sechs Mädchen geboren zu haben. Apoll und Artemis vertraten ihre Mutter in einem offensichtlichen Affektdurchbruch und töteten sämtliche Kinder Niobes mit Pfeil und Bogen. Deutlicher lässt sich nicht die Wirksamkeit der handelnden Empfindungsfunktion zeigen, wenn sie sich, unentwickelt, eruptiv Bahn bricht und in einer Überreaktion Leid und Unheil stiftet. Auch Apoll, oder gerade er, hat Schattenseiten. Besteht nicht gerade für Menschen, die einen helfenden, heilenden Beruf ausüben, die Gefahr, dass sie mit der Lichtgestalt eines Apolls, seiner Sensibilität und Überlegenheit identifiziert sind. Behandlung wird dann schnell zu einem Instrument der Macht.

> Eine große weiße Statue aus Stein kam auf mich zu und hielt mir ein einziges Lorbeerblatt vor das Gesicht und sagte: »Das brauchst du«.

Ein 17-jähriger Jugendlicher hatte sich einer Gang angeschlossen. Er gefiel sich in der Rolle mit Gewalt für Ordnung und Gerechtigkeit zu sorgen. Seine aggressiven Auseinandersetzungen mit Klassenkameraden, die sich dem Ordnungskodex der Schule nicht unterwarfen, die störten und die Lehrer respektlos behandelten, drohte er Prügel an und realisierte das gegenüber »Wiederholungstätern«, wie er es nannte auch gnadenlos.

In der Therapie vertrat er diesen Standpunkt als gerecht und damit richtig. Er war nicht bereit, seinen Standpunkt aus einem anderen Blickwinkel zu betrachten. Als er den Traum berichtete, konnte er sich zunächst auf keine Deutung einlassen. Schließlich erzählte ich ihm vom Lichtgott Apoll und seiner Gnadenlosigkeit gegenüber Niobe. Ihre Anmaßung und Respektlosigkeit musste geahndet werden.

Dass Apoll aber auch Repräsentant von Erkenntnis ist, schien mir der Traum zu vermitteln. Das Lorbeerblatt, das nach seinem Abenteuer mit Daphne für ihn Mittel der Erkenntnis gewesen sein dürfte, schien mir auch einen Hinweis für den Jugendlichen zu enthalten. Zunächst war er deutlich verstimmt und meinte, ich würde ihm über die Gleichsetzung mit den zwei Seiten des Apolls seine klare Linie nehmen. Nach einigen Tagen überraschte er mich mit der Äußerung, er habe über diese Geschichte nachgedacht. Im Grunde gäbe es ja auch andere Möglichkeiten, sich mit der Autorität der Lehrer auseinanderzusetzen und Verständnis für das Rebellieren der Mitschüler aufzubringen.

Ich überließ ihn dem Prozess der weiterführenden Erkenntnis, die die Toleranz, die Bereitschaft, sich nicht zum Rächer der Armen zu machen, in sich schloss. Eine Konsequenz war, radikale politische Gruppen nicht mehr kritiklos zu akzeptieren, sondern erkennend zu hinterfragen.

> Ich liege mit einem blond gelockten jungen Mann unter einer Decke. Wir spüren uns und strahlen uns dabei immer wieder an. Dann sehe ich, wie sich ein Schmetterling auf der Decke niederlässt und dann noch mehrere, ich glaube insgesamt sechs.

In der Gestalt des jungen Mannes stellt sich unschwer das Bild des Apolls als archetypische Lichtgestalt dar. Es ist aber gleichzeitig auch der Animus, das geistig-männliche Inbild der Frau. Typisch für eine archetypische Begegnung ist die Neigung, mit diesem Bild symbiotisch zu verschmelzen.

In der analytischen Arbeit mit der 18-jährigen Träumerin stand die Notwendigkeit, die in der Projektion gesehene apollinische Gestalt als inneres Bild ihrer potentiellen geistigen Möglichkeiten zu verstehen und sich dieser Seite anzunähern.

Schmetterlinge in ihrer Zartheit gelten als Symbole für die Selbsterneuerung der Seele, auch nach traumatischen Erlebnissen (Ronnberg 2011,

S. 234). Die Patientin hatte ihren Vater schon früh verloren und war unbewusst immer bestrebt, in ihren Freunden den frühen Verlust zu kompensieren. Zahlsymbolisch steht die Sechs für Beziehung. Im antiken Weltsystem war sie die vollkommene Zahl, weil sie sowohl die Summe, als auch das Produkt ihrer Teile ist (Schimmel & Endres 1984, S. 137). So könnten die sechs Schmetterlinge als vertieftes Wandlungssymbol Bewältigung ihrer Verlusterfahrung und Impuls zur persönlichen Weiterentwicklung verstanden werden.

> *Preisend will ich Asklepios jetzt, den Heiler der Krankheit, Ihn, den Sohn des Apollon… den Linderer quälender Schmerzen. (Pfeiff 2002, S. 69)*

Asklepios, ein Sohn des Apollon und der Koronis, die eine Enkelin des Kriegsgottes Ares war, gehört zu den jüngeren Göttern. Seine Herkunft, die Umstände seiner Geburt und seine spätere Erziehung weisen auf einen besonderen Aufgabenbereich hin, der ihm als Gott der Heilung zugeschrieben wird. Seine Mutter Koronis, obwohl von Apollon schwanger, wandte sich einem sterblichen Liebhaber zu. Zur Strafe für diese Kränkung rächte sich Apollon mithilfe seiner Schwester Artemis, die Koronis mit ihren Pfeilen tötete. Apollon, betroffen als er ihren Leichnam auf dem Begräbnisscheiterhaufen sah, besann sich und beauftragte Hermes das Kind in ihrem Leib zu retten. Dem Tod entrissen, gab er dem Jungen den Namen Asklepios und ließ ihn von dem weisen Zentaur Chiron aufziehen und unterrichten. In einer anderen, weniger dramatischen Variante des Mythos wird Asklepios in den Bergen ausgesetzt, wo eine Ziege und die Hündin eines Schäfers das Kind säugten und sich Apollon anschließend um seinen Sohn kümmerte.

Was könnten diese besonderen Umstände bedeuten, auf was hinweisen? Seine Eltern könnten gegensätzlicher nicht sein: Apoll, der Lichtgott, der klare Denker, Gott der Weissagung, der Heilung und der Künste. Sein wenig ausdifferenziertes Fühlen und seine gekränkte männliche Eitelkeit zeigt sich in seiner Rachsucht, als Koronis einen sterblichen Liebhaber bevorzugt. Die Mutter von Asklepios, als Enkelin des Kriegsgottes Ares steht den vitalen, gelegentlich rohen Kräften der Natur nahe, was ihre Erdverbundenheit auch in der Wahl des sterblichen Liebhabers zeigt. Das Kind aus dieser Verbindung wird nun zur Erziehung dem weisen Zentaur Chiron anvertraut, der in seiner Identität als Mischwesen die Eigenschaften von Tier und Mensch und des Göttlichen – sein Vater ist der Titanengott Kronos – in sich vereinigt. Der Mensch ist in seiner kulturellen Entwicklung ohne Pferd nicht vorstellbar. Die große Bedeutung des Pferdes zeigte sich z. B. bei bei den Kelten und Römern in der Verehrung der Pferdegöttin Epona und hat in verschiedenen Mythen einen hohen Stellvertreter als hilfreicher Begleiter, oftmals ausgestattet mit wundersamen Fähigkeiten. So in den nordischen Mythen das Pferd Odins Sleipnir, das ihn mit seinen acht Beinen schnell überall hintragen kann, oder Pegasus, das geflügelte Pferd, entsprungen aus dem Haupt der Medusa, das in der griechischen Mythologie den geistigen Aspekt des Pferdes zeigt. Das Pferd symbolisiert einerseits Trieb- und Geistaspekte, hat solaren und lunaren Charakter und gehört weiblichen und männlichen Gottheiten an. Der Pferdeanteil von Chiron ist als kraftvoller, mütterlicher natur- und erdverbundenen Anteil zu verstehen.

Chiron, dessen Namen »Hand« bedeutet, stammt von den vorolympischen Göttern, den Titanen ab. Er ist der einzige der Zentauren, der Weisheit besitzt, weil er göttlichen Ursprungs ist. Sein Vater ist Kronos, sodass er auf diese Weise ein Halbbruder des Zeus ist. Vielleicht weist diese Abstammung auf besondere, archaische Fähigkeiten hin. Seine Weisheit, gepaart mit Güte und mütterlicher Fürsorge prädestiniert Chiron als besonderen Lehrer und Erzieher. Ihm wurden neben Asklepios viele Helden der Antike, z. B. Jason oder auch Achill, zur Erziehung anvertraut. Abschließend sei noch erwähnt, dass Chiron – so der Mythos – verletzt durch einen vergifteten Pfeil, der ihn unabsichtlich traf, an einer unheilbaren Wunde litt, was ihm den Beinamen des »verletzten Heilers« eintrug. Einerseits zeigt das den menschlichen Anteil Chirons ganz deutlich, anderseits weist diese sich nie schließende Wunde vielleicht auch darauf hin, dass nicht alles geheilt werden kann. Diese Erkenntnis ermöglicht dem Arzt und Therapeuten, die eigenen Grenzen der Heilfähigkeit anzuerkennen und den oftmals übermächtigen Anspruch der Kranken an den Therapeuten alles heilen zu können als Projektion zu erkennen.

Asklepios wächst in einer Höhle in einer urwüchsigen und somit naturnahen Umgebung auf. Er wird von Chiron in die Geheimnisse der Heilkunst, der Heilkräuter und der Chirurgie eingeführt. Diese Erziehung macht aus ihm einen Gott, der als Heiler den Menschen zugetan ist. In den attischen Vasenmalereien drückt sich diese Zugewandtheit oftmals in einer leicht vorgebeugten Haltung aus. Seine Attribute sind der Stab und die heilende Schlange, die sich um ihn windet. Die Schlange symbolisiert durch ihre Häutung Verwandlung, Verjüngung und Heilung. Im Stab könnte sich phallische Potenz und die Fähigkeit zu eindeutigem Handeln abbilden. Oftmals ist er mit seiner Tochter Hygieia (Gesundheit) und seinem Sohn Telesphorus (Vollender) abgebildet. Sie stellen so eine Triade des Heilsgeschehens dar.

Aber auch Asklepios erliegt der Gefahr der Hybris, als er, vielleicht angesichts seiner Fähigkeiten, seines erfolgreichen Tuns, anmaßend geworden, Tote wieder zum Leben erweckte. Er überschritt hierbei die Grenze von Leben und Tod, von Zeus und Hades. Er wurde daraufhin von Zeus zur Strafe vom Blitz erschlagen, für seine Verdienste als Sternbild an den Himmel gesetzt.

Trifft diese Hybris des Asklepios nicht genau auf die schon langen währenden Diskussionen über das Machbare in der Medizin und die Würde des Menschen? Der Anspruch mancher Ärzte, gottgleich zu sein und über Leben und Tod bestimmen zu können, fordert immer mehr Widerspruch auch unter den Ärzten selbst hervor. Wo sind die Grenzen des Machbaren, welche Ethik verwirklichen wir im Umgang mit Krankheit und Tod? Auch hier zeigt sich, dass es selbst bei großer Begabung und weiser Erziehung das Hinterfragen des eigenen Tuns wichtig ist, um nicht in eine einseitige, die Grenzen zum Göttlichen missachtende Haltung abzurutschen. Mehr Menschlichkeit bewirkt mehr Heilung als scheinbar unantastbare Gottähnlichkeit.

Der Asklepios-Kult erlebte ab dem 5. Jh. eine hohe Wertschätzung. Es entwickelten sich große Zentren, die der Verehrung, aber auch der Heilung dienten, zum Beispiel in Epidauros, auf Kos und Kreta.

In den Heilszentren, die an heilungsfördernden Orten entstanden sind, die Priester festlegten, wurden nach besonderen Ritualen, Reinigungen und Waschungen auf einen Heilstraum gewartet. Er sollte dem Kranken Impulse geben, wie seine individuelle Heilung möglich sein könnte. Die Attribute von Asklepios sind noch heute bei Ärzten und Apotheker als Äskulapstab, um den sich eine Schlange windet, erhalten.

Der Mythos um Asklepios erinnert auch daran, dass der therapeutische Prozess nicht bis ins letzte Detail analysiert und nachvollzogen werden kann und dass selbst bei größtem Wissen und menschlicher Zugewandtheit es immer auch ein Geheimnis bleiben wird, wie sich so mancher Wandlungsschritt in Richtung Heilung vollzogen hat. Die eigene innere Zuversicht und das Wissen um die eigene Begrenzung dienen da oftmals den Selbstheilungskräften des Klienten und geben dem noch unbewußten Aspekt des Heilungsgeschehens den Raum, den es braucht, um wirksam zu werden.

In folgenden archetypischen Träumen einer Jugendlichen zeigen sich nach einer Serie von destruktiven Träumen die sich entwickelnden Selbstheilungskräfte. Die 20-Jährige, die zwar das Abitur mit Bestnoten abgeschlossen hatte, jobbte danach nur so herum wie sie sagte und hatte keine Ahnung, was sie mit ihrem Leben anfangen sollte, lebte mal bei ihrem Freund, mal bei ihrer Mutter, der Vater war seit sie zwei Jahre alt war aus ihrem Leben verschwunden. Angst vor der Zukunft, hypochondrische und soziale Ängste führten zu stetig wiederkehrenden Träumen, in denen sie sich von negativen männlichen Figuren belästigt, verfolgt und dominiert fühlte.

Ihre verkümmerte Instinktnatur zeigte sich in den Träumen als halb verhungerte Katzen und abgemagerte oder eingesperrte Tiere. Sie selbst fühlte sich einem magischen Denken, das unaufhörlich um Angst, Schuld und Selbstzerstörung kreiste, wie gefangen. Der folgende Traum schien eine Aktivierung selbstheilender Kräfte abzubilden.

> Ich bade in einem See und springe in den unterschiedlichsten Varianten hinein. Dann ist der See plötzlich weg und ich finde am Grund eine kleine grüne Schlange, die atmet. Ich nehme sie behutsam in meine Hände und lege sie auf einen Stein in die Sonne zum Aufwärmen.
>
> Vor meiner Türe liegt ein wunderschöner Strauß roter Rosen in Papier gewickelt auf dem Boden. Ich versorge ihn und auch eine einzelne verzweigte Rose, die weiß ist. Dann wiege ich noch eine Kartoffel, sie hat ca. 300 g. Am linken Unterarm habe ich eine klaffende Wunde – ob ich die von den Dornen habe? Wahrscheinlich. Ich überlege, wie ich sie behandeln soll und ich entscheide mich dafür, sie mit klarem Wasser auszuwaschen.

Die Schlange ist ein sehr vielschichtiges Symbol. Sie steht für das Unbewusste in seinen positiven und negativen Aspekten. Sie wird als Symbol dem Asklepios zugeordnet, ist um einen Stab geschlungen und verkörpert den Genius, aber auch den Dämon des Arztes (Ronnberg 2011, S. 196). Auch »Die unendliche Geschichte« von Michael Ende weiß um die Bedeutung dieses Symbols, wenn Auryn, das wunderkräftige Medaillon der Kindlichen Kaiserin zwei verbundene Schlangen, eine helle und eine dunkle, darstellt, die sich in den Schwanz beißen (Ende 2004, S. 204).

Beide Träume weisen auf gesundende Kräfte der Natur hin. Hierbei scheint es wichtig, dass ein Arzt nur Hilfe zur Selbsthilfe leisten kann, nach dem Spruch des Hippokrates von Kos (450 v. Chr.) »der Arzt behandelt, die Natur heilt«. Das Heilende der Schlangenkraft, im Grün symbolisiert, kann nur dann wirksam sein, wenn eine wärmende Zuwendung gelingt. In den Rosen in ihrer uralten Symbolik des Gegensatzes von weiß und rot auf der einen Seite, in der schlichten Kartoffel, die unter der Erde gedeiht andererseits, treffen sich zwei polare Prinzen, die sich auch bereits in der Schlange zeigen. Rosen und Dornen symbolisieren auch hier den Gegensatz von Schönheit und Bedrohung, von Sinnenfreude und Schmerz, beides gehört zum Leben und mag in der Homöopathie seinen Niederschlag finden, wenn gleiches mit Gleichem behandelt wird. Wasser als reinigendes Element auf vielen Ebenen ist wohl die Lösung für viele Schwierigkeiten. Sich dem Fluss des Lebens zu überlassen nach dem griechisch panta rhei – alles fließt (Heraklit) – erlaubt häufig Stabilisierung, auch in einer therapeutischen Behandlung.

Das waren meine Gedanken zu den Träumen, sodass ich glaubte, der Weisheit der Träume am ehesten gerecht zu werden, wenn auch ich mich kommentarlos dem Fließen der Selbstheilung überließ.

8.2 Archetypische Träume von Schattenperspektiven und Wandlung

8.2.1 Hephaistos, der hinkende Künstler

Muse, preise mir hell den erfindungsreichen Hephaistos… Sei du uns gnädig Hephaistos und schenke du uns Tatkraft und Segen. (Pfeiff 2002, S. 67)

Nach der Überlieferung gebar Hera aus sich heraus ihren Sohn Hephaistos. Seine Körperbehinderung, er war lahm, kränkte sie in ihren Allmachtsgefühlen in einem Maße, dass sie den Säugling wütend vom Olymp schleuderte. Die Meergöttin Thetis, Mutter des Achill, fing das Kind voll Erbarmen auf und bemutterte es bis ins Erwachsenenalter.

Trotz seiner äußeren Unansehnlichkeit war Hephaistos mit der wunderschönen Aphrodite verheiratet. Man kann davon ausgehen, dass er sie über sein lebendiges Gefühl und seinen künstlerischen Fähigkeiten gewinnen konnte. Allerdings ließ sich Aphrodite gern von dem attraktiveren Ares umwerben. In seiner dynamischen, kämpferischen Art scheint er »typisch männlich« zu sein und damit einen verführerischen Gegensatz zur schaumgeborenen Aphrodite darzustellen. Als Vertreter intensiver Gefühle in Verbindung mit Geschicklichkeit und Tatkraft sann Hephaistos auf Rache. Das geschilderte spinnenfeine Netz war unzerreißbar. Das Liebespaar wurde so zum Opfer seiner eigenen Verstricktheit. Hephaistos demonstrierte damit, wie ein unreflektierter Überschwang der Triebimpulse so gefangen nehmen kann, dass man sich, weil ein ichgesteuerter, handelnder Wille fehlt, nicht mehr aus eigener Kraft aus einer emotionalen Verstrickung lösen kann. Nicht umsonst sind die Kinder des Liebespaares Phobos, der Schrecken, und Deimos, die Furcht. Aber auch Hephaistos ist wie in einem Spiegel Opfer seiner unreflektierten Gefühle. Als Überlegener und doch Betrogener rief er die anderen Olympier herbei und machte das Paar zum Gespött. Das berühmte »homerische Gelächter« galt aber letztlich auch ihm. Hephaistos der Künstler, der handlungsorientierte Gott und Verstoßene und trotzdem ersatzweise mit mütterlicher Liebe Aufgezogene wurde zu einem der beliebtesten Götter in der griechischen Mythologie. Auf Vasen und Krateren wurde er häufig sowohl in seiner Menschlichkeit als auch seiner Göttlichkeit abgebildet. Er steht im Grunde als Gott für all die Unbilden, die einem als Mensch begegnen können. Er war körperlich behindert, erfuhr lieblose Verstoßung seitens seiner Mutter, was ihn möglicherweise zwang, frühzeitig Autonomie zu entwickeln, und seine besonderen Begabungen primär in der Einsamkeit des Ätna zu leben und schließlich der Betrogene.

Möglicherweise hat er die Warmherzigkeit, die er bei Thetis erlebte, auf Aphrodite projiziert. Angesichts einer weniger entwickelten Intuition hat er sie in ihrer Wesenhaftigkeit nicht wahrgenommen und wurde so zum Opfer seiner eigenen Einseitigkeit.

> Ich bin in einem unglaublich großen Gebäude, mit viel Glas, ein Krankenhaus, glaube ich. Ich laufe viele Gänge entlang, hinauf, hinunter, ich weiß gar nicht, wo ich bin und was ich suche. Da geht es auf einmal in den Keller hinunter und alles ist ganz anders. Da ist ein alter Mann mit Bart an einem Feuer und schmiedet etwas. Er sieht mich nur kurz an und es fühlt sich gut an. Um das Feuer herum sind Tiere, ein Pferd, ein Hund und Federvieh.

Der 13-Jährige wurde mir wegen seiner Handysucht von einer sehr besorgten Mutter vorgestellt. Auf meine Frage nach dem Vater wurde mir erklärt, der sei sowieso fern, im Management tätig und ohne großes Interesse für seinen Sohn. Ich lud den Vater trotzdem zum Gespräch ein und erfuhr, dass er aus einer Handwerkerfamilie stammte und sich bis heute dieses einfachen Herkommens schämte. »Ich habe eine Aufsteigermentalität. Aber ich werde mein Leben lang diejenigen beneiden, die aus einer Akademikerfamilie kommen und offensichtlich ein ganz selbstverständliches Selbstwertgefühl haben.« Mit Einverständnis seines Sohnes las ich ihm dessen Traum vor. Ganz spontan sagte der Vater: »Mir kommt es vor, als ob er meine Befindlichkeit geträumt hat. Ich laufe durch die Gänge in einem großen Gebäude und weiß nicht, was ich suche in all meiner Betriebsamkeit. Vielleicht muss ich selbst zu meinen Wurzeln zurückkehren und meine Herkunft neu würdigen.« Ich empfahl ihm ein wenig über den Gott Hephaistos nachzulesen, am besten mit seinem Sohn zusammen. Die väterliche Offenheit erlaubte eine neue Bewertung seiner Herkunft und gleichzeitig eine verstärkte Nähe zum Sohn. Die Sehnsucht, die hinter der Handysucht verborgen lag, reduzierte sich deutlich angesichts einer wachsenden Bezogenheit, die im Nebeneffekt auch die notgeborene Dominanz der Mutter reduzierte.

> Ich stand irgendwie in der Natur und sah vor mir eine riesengroße helle Scheibe, die sich langsam herabsenkte und direkt über mir zum Stehen kam. Ich hörte eine Stimme, die sagte: »Erkenne das Richtige.«

Für den Träumer, den Vater eines kleinen Patienten, der mir wegen nächtlicher Schlafprobleme und Dunkelängsten vorgestellt wurde, ergab sich eine schlüssige Lösung wie von selbst. Er sagte: »Ich glaube, ich habe über diesen Traum das Problem meines Sohnes verstanden. Im Grunde muss ich bei mir anfangen, dann wird es ihm besser gehen. Ich habe meine Frau immer mit dem hellen Schein des Mondes verglichen, während sie mich als ihre Sonne bezeichnet hat. Es hat lange gedauert, bis ich mir eingestanden habe, dass der Mond sein Licht von der Sonne erhält und es eigentlich der Widerschein meines eigenen Lichtes ist, an dem ich mich versuche, zu wärmen. Es ist schmerzlich, das kühle Wesen meiner Frau zu erkennen und meine jahrelangen Überzeugungen als Illusion zu begreifen. Mein Sohn hat mir gezeigt, dass mir, wie ihm, Wärme fehlen und wir lernen müssen, die eigene Fähigkeit, uns an uns selbst zu wärmen, zu entdecken.«

8.3 Archetypische Träume von der gewandelten Dynamik aggressiv-destruktiver Kraft

8.3.1 Ares, der von Triebimpulsen beherrschte Gott

Übergewaltiger Ares, du Wagenbedränger im Goldhelm, Schildträger mächtigen Mutes, Stadtschirmer in eherner Rüstung… Spende uns wehrhaft Kraft… umzubiegen in meinen Gedanken verschlagene Triebe und zu bezwingen des Zornes gewaltigen Sturm… (Pfeiff 2002, S. 63)

Und was vermittelt uns Ares, der zwar nicht von der Mutter, wohl aber vom Vater abgelehnt wurde? Zeus: »Verhaßt bist du mir unter den olympischen Göttern, denn immer liebst du den Streit, die Kriege und die Schlachten.« (Simon 1998)

Homer schildert Ares in seinem blutigen Wüten, seiner Unersättlichkeit, wenn es um Kampf und Töten ging. Er führte Krieg um des Krieges willen.

Sein Versuch, die väterliche Ablehnung zu kompensieren, war vermutlich der Grund, noch kompromissloser den Kampf und die Auseinandersetzung zu suchen. Damit konnte er sein Selbstbild als »starker Mann« aufrechterhalten, obwohl ihm die Zuwendung und Liebe des Vaters fehlten, die die eigentliche Voraussetzung für männliches Selbstgefühl sind.

Ares war letztlich in den Augen der Griechen das Synonym für Schlacht und Blutvergießen. Ihm fehlten das rechte Maß, die Selbstbeherrschung und der klare Verstand. Sein impulsives Temperament ließ ihn diese Eigenschaften, die den Griechen wichtig waren, immer wieder vergessen. Die Lebensgeschichte des Ares ist für seine Entwicklung und aggressive Einseitigkeit sicher von hoher Bedeutung. Hera befruchtete sich gemäß dem Mythos selbst mit einem Kraut, das gegen Unfruchtbarkeit angewendet wurde. Die Aloaden wollten Ares töten und schlossen ihn in ein bronzenes Gefäß ein. Erst nach 13 Monaten befreite Hermes den schon ganz entkräfteten Gott. Ablehnung des Vaters, selbstherrliche Züge der Mutter und frühe Frustrationen, die die autonome Bewegungsnotwendigkeit verhinderten, wurden zu einem Komplex negativer Früherfahrungen. Die subjektive Schmerzgrenze eines Säuglings wurde auf diese Weise mehrfach überschritten, sodass die Aggression zur notwendigen Reaktion wurde.

Diese belastende Früherfahrung wurde anschließend durch mütterliche Zuwendung seitens Heras nicht relativiert. Stattdessen übergab sie ihren Sohn dem hässlichen Gott Priapos. Dieser definierte sich vor allem über seinen überdimensionalen Phallus und zog daraus sein Selbstwertgefühl. Bezeichnend für die Einseitigkeit hinsichtlich seines Körpergefühs war sein Bedürfnis, sich einst mit einem Esel, dessen erotisches Bedürfnis bekannt war, zu messen. Als Priapos in der Folge feststellen musste, dass der Penis des Esels größer war als der seinige, schlug er das Tier tot. Diese Geschichte macht sichtbar, dass der Selbstwert des Gottes existentiell mit seiner phallischen Potenz verbunden war.

Priapos bildete Ares zuerst allerdings zum Tänzer aus. Damit förderte er bei ihm das Gefühl harmonischer Körperlichkeit. Andererseits dürfte gerade diese hohe Bedeutung des Körpers vor dem Hintergrund seiner defizitären Früherfahrungen die narzisstische Dimension des Selbsterlebens eher noch verstärkt haben.

Indem er Ares diese Haltung vermittelte, schien auch für dieses sexuelle Agieren zum zentralen Anliegen seines labilen Selbstwertgefühls geworden zu sein. Hier mag eine der Wurzeln liegen, die Ares zum Vater einer großen Anzahl von Kindern machte, die aus unterschiedlichsten kurzzeitigen

Liebschaften mit Göttern und Menschen stammten. Er erkannte zwar seine Vaterschaft an, setzte sich auch für seine Kinder ein. Es war ihm jedoch weniger ein Anliegen, deren Autonomie zu fördern, sondern sie als Haupt eines Clans für seine Bedürfnisse einzusetzen.

In psychologischer Perspektive reduzierte sich Ares damit auf seine phallische Kompetenz, die ihn zum begehrten Liebhaber machte, sein Selbstwertgefühl jedoch nicht unbedingt stärkte. Ares vertritt einen Männlichkeitsaspekt, der seine Bestimmung im Tun sieht. Er ist kein Mann der Reflexion, des behutsamen Abwägens. Sich in Selbstbeherrschung zu üben, zu lernen, die Emotionen zu kontrollieren und andere in ihren Bedürfnissen ernst zu nehmen, ist nicht seine Sache, ebenso wenig wie die Wahrnehmung eigener Gefühle. Für ihn ist Beziehung gleichbedeutend mit dem Reiz des Augenblicks. Treue kennt er nicht, da ist er zu sehr ein Schweifender, der immer neu die flüchtigen Momente der Faszination, sei es der Erotik oder der Aggression, sucht.

Dieses archetypische Bild des Männlichen erscheint erschreckend modern. Wenn Aggression auch nicht immer mit der Waffe in der Hand ausgelebt wird, werden doch die rücksichtslos ihre Interessen vertretenden Manager hoch gelobt. Einfühlung in andere, Ärmere, stört das Erfolgsdenken und die Wirtschaftsorientierung. Und das Gefährliche daran ist die kritiklose Faszination mit der die Masse diese Perspektive unterstützt und damit das rücksichtslose Agieren fördert. Ares verkörpert einen Heldenmythos, vergleichbar dem »vom Tellerwäscher zum Millionär«. Dass dieses Leben, wenn es nicht von geistigen Impulsen begleitet wird, an zunehmenden Empfindungen der Leere und Sinnlosigkeit verdorrt, ist den wenigsten bewusst.

Im Gegensatz zu den Griechen verehrten die Römer Ares in Gestalt des Mars. Er symbolisierte für sie den unbedingten Eroberungswillen, Unerschrockenheit und Begeisterung für die kriegerische Auseinandersetzung. So wurde die von den Griechen abgelehnte eindimensionale Ausrichtung auf Kampf und Sieg für die Römer und später für alle Krieg führenden Völker zur Rechtfertigung von Grausamkeit und Vernichtung, scheinbar um eines höheren Wertes willen. Nicht umsonst wird diesem Gott das flammende Rot zugeordnet, die bedingungslose Aggression, die kämpferische Selbstbehauptung und die kompromisslose Bereitschaft als Held im Kampf zu fallen.

»Es ist süß und ehrenvoll fürs Vaterland zu sterben«, sagte bezeichnender Weise der römische Dichter Horaz.

Ein 17-jähriger Jugendlicher befand sich in meiner therapeutischen Behandlung, weil er sich weder behaupten noch durchsetzen konnte. Ich hatte den Eindruck, er würde zunächst die Therapeutin hinsichtlich ihrer Einfühlung testen, indem er jammerte, er hätte so gern eine Freundin. Natürlich müsse sie attraktiv sein, sodass ihn alle beneiden würden. Weiter äußerte er, er wollte es doch immer allen recht machen. Und weiter vorwurfsvoll: er verzichtete sogar auf eine eigene Meinung. Von den Gleichaltrigen wurde er als Weichei beschimpft, ausgegrenzt und ausgelacht. Die Mädchen ihrerseits wendeten sich ab und nähmen ihn nicht für voll. Er selbst konnte die Aggression seiner Mitschüler und Mitschülerinnen nicht verstehen. Er habe sich vermehrt »angedient«, um endlich anerkannt und wertgeschätzt zu werden. In den Therapiestunden vollzog sich als Übertragungsphänomen ein ähnlicher Ablauf. Er versuchte, sich höflich, verbindlich zu verhalten und lobte meine Kompetenz und Erfahrung. In mir wuchs immer stärker Aggression und das Gefühl der Missachtung. In der Reflexion wurde mir klar, dass der junge Mann seine Aresqualitäten entwickeln musste, um eine angemessene Interaktion mit seiner Umwelt zu entwickeln. Sonst, so wurde mir klar, würde er wohlmöglich den typischen Weg eines Amokläufers einschlagen, nämlich aus einem Opfer zum Täter zu werden. Ausgehend von meinen Gegenübertragungsgefühlen versuchte ich, ihn mit seinen weitgehend verdrängten aggressiven Gefühlen vertrauter zu machen. Sich behaupten, bedeutete auch, negativ bewertete Empfindungen in der eigenen Person zu erkennen und als notwendige Haltung ins Bewusstsein zu integrieren.

Nach einer solchen Stunde träumt er die folgenden, ihn zutiefst erschreckenden Traumbilder:

> Die Szene war folgende: ein offenes Haus mit einem Vorhang vor der Türe, ein großer Vorraum. Zuerst jage ich allerhand Kleinvieh aus diesem Vorraum, eine Maus und etwas was flog. Dann erschien ein Mann, ich glaube, er wollte auf mich losgehen und ich hatte Angst. Plötzlich ergriff ich ein Messer, welches auf einem Tisch lag, der ebenso plötzlich dastand und rammte das Messer dem Mann in den Rücken und stach nochmals zu. Ich wunderte mich, wie leicht es war, jemanden zu töten.

Erste aggressive Impulse zeigen sich in seiner Handlung, seine tierischen Impulse aus dem Haus, das stellvertretend wohl für sein Bewusstsein steht, zu jagen. Dazu auch eine Maus, die häufig für die männliche Sexualität steht. In der Begegnung mit dem Mann, dürfte er sich zum ersten Mal mit seiner eigenen Aggression konfrontiert sehen. Im Besinnen auf diese, seine phallische Kraft wählte er das Messer als ein dieser Symbolik entsprechendes Instrument und tötete das bedrohliche Gegenüber. Unter archetypischem Gesichtspunkt dürfte er im Mann, der ihm den Rücken zuwendet, sein eigenes Spiegelbild sein. Versucht er die eigene destruktive Macht über Abwendung aus dem Bewusstsein zu drängen? Wagt er es, die eigene Aggression ins Auges zu fassen? Es scheint ganz leicht zu gehen, vielleicht, weil sein Unbewusstes bereits weiß, dass Tod Wandlung bedeutet. Für den jungen Mann war es, als ob ihm die klärende Bearbeitung dieses Traumes erlaubte, einen neuen Blick auf seine eigene Identität zu werfen.

Im assoziativen Umkreis der Götterfigur des Ares, wurde jener für ihn zu einem Helfer. Seine Klagen, wenn er sich wieder gemobbt fühlte, konnte ich mit zunehmendem Humor begleiten, indem ich lediglich »mehr Ares« einwarf. Dieser Ausruf wurde zu einem heilsamen »Stein des Anstoßes«, der die wichtige Kehrtwendung zur eigenen, verwandelten Identität befestigte.

Interessant ist, dass in der keltischen Tradition das Bild des Ares gegenüber der griechischen Überlieferung eine Erweiterung erfährt. Sein kämpferisch dunkles Prinzip wurde mit dem positiven Gott Smertrios und Teutnes verschmolzen. Zu ihm gehörte gleichzeitig die Sonnenidentität des Gottes Lugh, der als Gott der Künste die Gabe der Dichtkunst aus der Unterwelt mitbrachte. Eine Vereinigung der Gegensätze findet damit in der keltischen Religion statt, was sich auch im Symbol des Gottes als widderköpfigen Schlange abbildet.

Licht und Schatten, Aggression und Weisheit verbinden sich damit in dieser Gottesfigur zu einer Gemeinsamkeit, die auf Ausgeglichenheit hinweisen könnte.

Ich sah eine Kobra. Sie war aus Silber und hoch aufgerichtet. Ich zeigte mit dem Finger auf sie, aber ich kannte sie nicht.

Dieses archetypische Bild träumte ein neunjähriger Junge. Er wollte sich zu diesem Traum nicht äußern und auch nichts hören. »Wenn sie nicht mit diesem Reden über meinen Traum aufhören, komme ich nicht mehr« schrie er erbost nach meinen wiederholten Versuchen zur Assoziation anzuregen.

So blieb mir als Amplifikation die Parallele zum keltischen Gott Lugh. Transzendenz, so berief ich, muss nicht erörtert werden. Auch im Schweigen vollzieht sich Erkenntnis.

Wiederholungstraum eines jugen Mannes:

> Ein dunkler Mann steht vor mir mit schwarzen Haaren. Er greift meine Handgelenke und dreht vorsichtig meine Hände, sodass die Handflächen nach oben gerichtet sind. Es ist eine starke Verbindung zwischen uns. Meine Hände werden ganz warm und auch an meiner Stirn und im Bauch fühle ich die Kraft.

Dieser Traum eines 16-jährigen Jugendlichen unterstreicht diese Möglichkeit einer Wandlung. Rohe Kraft muss sich nicht mehr ausschließlich in destruktiver Aggression zeigen, sondern kann die Erfahrung einer wärmenden Kraft vermitteln. Der junge Mann hatte bereits eine Odyssee hinter sich. Er war wegen provozierenden Verhaltens, aggressiven Umgangs mit Gleichaltrigen und Respektlosigkeit gegenüber den Lehrern aus drei Schulen geworfen und galt trotz seiner weit überdurchschnittlichen Intelligenz als »unbeschulbar.« Er war überzeugt, dass er nur über die Demonstration seiner ungezügelten Kraft Aufmerksamkeit erregen könne. Dass er damit sich selbst schadete und lediglich Abwendung erreichte, schien ihm gleichgültig. Im Elternhaus, wie in den Schulen wurde er immer wieder mit rationalen Argumenten auf das Unsinnige seines Tuns hingewiesen. Damit kam es zu einem trotzigen »Erst recht«, auch wenn er selbst zu seinem eigenen Opfer wurde.

Zunächst glaubte ich meinerseits, ich müsste ihn auf die autodestruktive Komponente seines Verhaltens behutsam hinweisen, mit dem Erfolg, dass er mich belächelte und meinte, diese Mühe könne ich mir sparen, an seinem Verhalten hätten sich schon ganz andere Autoritäten die Zähne ausgebissen.

Schließlich nahm ich meine Zuflucht zur mythologischen Gestalt des Ares. Erstaunlicherweise beeindruckte ihn am meisten die Aussage des Zeus hinsichtlich seines ungeliebten Sohnes. »Genau das ist es«, rief er überwältigt.

»Mein Vater mag mich nicht, weil ich so bin wie ich bin. Aber eigentlich mochte er mich noch nie«, setzte er nachdenklich hinzu. In der Parallele zum Mythos konnte er die Wurzel seines Verhaltens in der fehlenden wertschätzenden Beziehung zwischen ihm und dem Vater erkennen. Darüberhinaus wurde ihm klar, dass die ablehnende Haltung seines Vaters seine destruktive Reaktion nahezu legitimierte. »Wenn er mich schon als aggressiv und wertlos bezeichnet, dann bin ich eben auch so. Ich bin ein Ares!«

Er konnte seine dynamische Kraft in der Folge in einem gezielten sportlichen Training beim Taekwando zielgerichtet einsetzen. In beeindruckender Weise demonstrierte er mir mit höchster Konzentration die einzelnen Impulse, die ihn schließlich zur Meisterschaft in seinem Bundesland führte.

Parallel dazu konnte er auf das Kampffeld im Schulalltag verzichten, nachdem wir in einem Gespräch gemeinsam mit dem Vater die Sehnsucht des Jugendlichen, von seinem Vater wertgeschätzt zu werden, umthematisiert hatten. Dass im Hintergrund eine unbezogene Mutter stand, wurde zunehmend deutlich. Auch hier halfen gemeinsame Gespräche, um innenfamiliäre Veränderungen anzustoßen. Der ausgestoßene »Ares« wurde zum Heilsbringer!

8.4 Archetypische Träume von Beweglichkeit und Freude an der Veränderung

8.4.1 Hermes, Gott der Doppelbödigkeit, der Trickster

Muse, preise mir Hermes, den Sohn des Zeus und der Maya. So gebar sie den Sohn, den viel genannten, verschlagenen, listigen Räuber und Rinderdieb, den Lenker der Träume, Späher bei Nacht und Steher am Tor… (Pfeiff 2002, S. 42)

Wendet man sich einem weiteren wichtigen Vertreter der griechischen Götterwelt zu, bietet sich Hermes ebenfalls als Gegensatz vereinigender Gott an. Er war Sohn des Zeus und der Nymphe Maia und ist ein klassischer

Vertreter des Zwischenreiches. Das findet seine Entsprechung in seinen vielschichtigen Eigenschaften, die göttlich und gleichzeitig zutiefst menschlich sind. Er gilt als Gott des Zwielichtes, der Morgen- und der Abendröte. Hierzu passt, dass er einerseits als kreativer und listiger Säugling geschildert wird und andererseits die Menschen als Führer verantwortungsvoll auf ihren Lebenswegen geleitet. Hermen, Statuen, die nur einen Kopf und einen Phallus haben, säumen den Weg. Er ist jedoch nicht nur über diese Hermen, Wegbegleiter der Lebenden, sondern führt auch die Toten in die Unterwelt.

In den mythischen Erzählungen wird er als Gott der Diebe und der Kaufleute bezeichnet. Lüge war für ihn jedoch nicht Charakteristikum eines moralischen Defizits, sondern Ausdruck der Lust an der Verwandlung, am Tausch von Rollen. Er vertritt damit ein offensichtlich archaisches Bedürfnis zu täuschen, zu tricksen und die Ernsthaftigkeit einer einseitigen moralischen Haltung ad absurdum zu führen. Auch die Erzählungen eines Münchhausen, des sogenannten Lügenbarons, oder auch eines Till Eulenspiegels unterstreichen diese wertneutrale Lust an der Erfindung »unmöglicher« Situationen. Es ist eine überbordende Freude an skurrilen Einfällen, überraschenden Lösungen oder der absurden Interpretation einer Situation. Diese Neigung scheint auch Goethe zu kennen, wenn er von seiner »Lust am Fabulieren« spricht (Goethe 1992, S. 1106).

Sprichwörtlich ist die List dieses vielschichtigen Gottes: So raubte er, als er noch in den Windeln lag, seinem Bruder Apoll dessen Rinder, ließ sie jedoch rückwärts gehen, sodass sein Raub geheim bleiben sollte. Allerdings beobachtete ihn ein Hirt und hinterbrachte Apoll die Tat. Hermes leugnete sie jedoch bis zuletzt, sodass der herbeigerufene Göttervater schließlich lachen musste und einen Kompromiss vorschlug. Hermes überließ dem Bruder die aus einem Schildkrötenpanzer gefertigte Leier und brachte ihm auch das Musizieren auf diesem Instrument bei. Hermes selbst wurde dank seines Einfallsreichtums und seiner Kreativität, obwohl er nur Halbgott war, in die Reihe der zwölf Olympier aufgenommen. Offensichtlich brauchten die Götter in ihrer sich deutlich unterscheidenden Wesensart einen Gott in ihrer Mitte, der in seiner Gegensatz vereinigenden Macht ein Garant für ein göttliches Gleichgewicht sein konnte. Zwei Schlangen, die sich aus entgegengesetzten Seiten um den Heroldstab des Hermes winden, dürften dafür symbolischer Ausdruck sein

Die geschilderte Tatsache, dass Hermes sowohl als Führer der Lebenden als auch als Seelenführer der Toten eine wichtige Funktion hat, scheint mit der Tricksternatur des Gottes schlecht zu vereinbaren zu sein. Verständlich wird dieser scheinbare Gegensatz, wenn man bedenkt, dass in China die List als ein Aspekt der Weisheit gilt. So ist er sowohl bereitwilliger Diener und Begleiter des Zeus und gleichzeitig autonomer Gott. Seine Schuhe sind, ebenso wie sein Hut, mit Flügeln versehen. So kann er in Windeseile die göttlichen Aufträge des Zeus ausführen, aber gleichzeitig sich auch in Freiheit bewegen, ohne an Erdenschwere gebunden zu sein.

Zieht man eine Parallele dieser Göttergestalt zu menschlichen Entwicklungsstufen, scheint Hermes mit seinen unterschiedlichen Eigenschaften und Verhaltensweisen jugendlichen Pubertierenden zu entsprechen. Diese Eigenschaften hob vor allem Heinrich von Kleist in seinem Drama »Amphitrion« hervor. Indem er die Rolle des Dieners übernahm, während Zeus in Gestalt des Amphitrion die schöne Alkmene besuchte und mit ihr Herakles zeugte, vergnügte er sich auf seine Weise und verwirrte die Ehefrau des Dieners mit seinen doppelbödigen Aussagen und Taten. Der Lust am Spiel, den Zufälligkeiten und nicht zuletzt dem sexuellen Abenteuer war er ähnlich zugewandt wie sein Vater. Mit Aphrodite zusammen zeugte er den Hermaphrodit, ein Symbol für die Zusammengehörigkeit von männlichen und weiblichen Eigenschaften. So ist er in seiner Person und seinem Tun der Gott, der Gegensätze vereinigen kann. Und das nicht nur auf personeller Ebene. Er symbolisiert auch das Geheimnis der Zeit: In Flüchtigkeit und Dauer vermag er das Empfinden von Zeitlosigkeit zu erwecken, ein Begriff, der letztlich wieder Ewigkeit bedeutet (Safranski 2015).

Ist Hermes damit Orientierung und Vorbild für uns? Wenn wir eine Entsprechung in der menschlichen Entwicklung suchen, dürfte Hermes am ehesten den Empfindungen, der Haltung und dem Tun der Pubertierenden entsprechen. Stimmungslabilität, aber auch ständige Veränderung der Gefühle, Stillstand und schnelllebige Veränderung. Hilfsbereitschaft und eigenwillige Abgrenzung. Die Zeit bis zur Unendlichkeit ausdehnend und ungeduldige Zeitflucht. Bezogen und eigenwillig, dienend und herrschend, Vertreter widersprechender Empfindungen und gleichzeitig voll Witz, Schlagfertigkeit und Ironie.

Diese Eigenschaften sind Ausdruck einer hohen Flexibilität, der Bereitschaft, sich auf ständige Veränderungen einzulassen, die Polarität des eigenen Seins anzuerkennen und bis ins Extrem auszuloten. Darüber hinaus sind die Jugendlichen, wie Hermes in der Lage, männliche und weibliche Eigenschaften im Sinne von Hingabe und Autonomie in sich zu vereinen und dies auch anderen Menschen zuzugestehen. Wenn dies in seiner ganzen Tragweite verstanden wird, dann sind Hermes als Gott und die Jugendlichen als Menschen tatsächlich Führer durchs Leben und in den Tod. Indem wir den Jugendlichen in zunehmendem Maße die Führungsrolle überlassen, bereiten sie uns auf die Tatsache von Alter und Abbau vor. Ist das bei Licht betrachtet nicht ein liebevolles Geleit durch das Leben und in den Tod?

Während die Römer in Merkur den ausschließlich positiven, geflügelten Boten und Heiler verehrten, wurde dieser Gott bei den Germanen als Loki wieder zum Trickster. Die Asen brauchten ihn als listigen Ratgeber in der Auseinandersetzung mit den Riesen, als ränkevollen Verbündeten der Verträge und Versprechen immer umdeutete oder schlichtweg nicht einhielt. Sie benötigten ihn als in zunehmender Weise als Schattenbruder, der so den germanischen Göttern die einseitige Identifikation mit der Lichtseite des Seins erlaubte. Wohin diese zunehmende Spaltung in Licht und Dunkel führte, zeigt das Ende der germanischen Götter: Die Kinder Lokis, der Fenriswolf und die Midgardschlange wurden zu den entscheidenden Helfern, die den Untergang (Ragnarök) der Götter im Kampf mit den Riesen bewirkten. Der Lichtheld Odin erlag dem Fenriswolf, der tatkräftige Thor der Midgardschlange.

Über welche Funktionen verfügte diese schillernde Gottesgestalt des Hermes. Zum einen war er ein intuitiver Begleiter, der mit beeindruckenden Einfällen als Unterstützer des Zeus zur Verfügung stand. So war er in der Lage, den Drachen Ladon einzuschläfern oder die Liebesnacht des Zeus mit Alkmene um einen Tag zu verlängern. Er war in seinen Einfällen beweglich und mit einer Klugheit ausgestattet, die ihm half, sich aus schwierigen Situationen förmlich herauszuwinden. Er war schwer zu greifen, was die Geschichte mit dem Rinderraub belegt, die er noch als Säugling fertigbrachte, er war voll witziger und geistreicher Einfälle, aber schließlich auch in großer Ernsthaftigkeit ein Vertreter der letzten Dinge. Einmal mehr drängt sich die Parallele zu pubertierenden Jugendlichen auf, wenn sie nicht in Passivität und Suchtverhalten versinken. Die Pubertät ist eine dynamische, aufregende Umbruchszeit, die mit ihren Grenzerfahrungen, aber auch mit ihrem Reichtum an Entwicklungschancen einem Menschen nie wieder in gleicher Weise zur Verfügung steht.

> Es kam mir im Raum etwas entgegen, ich weiche ganz ruhig aus. Dann kommt mir ein sehr langer Balken entgegen. Ich nehme ihn mit der rechten Hand und drehe ihn ganz leicht von mir weg, dabei gehe ich Stufen nach oben. Alles ist in Bewegung hinter mir und ständig kommt mir etwas entgegen, aber ich kann immer ausweichen. Es ist ein sehr gutes, leichtes Gefühl in mir, so wie ein inneres Lachen und außen ist alles in Bewegung und ich muss immer lauter lachen.

Das zentrale Moment im Traum des 18-jährigen Jugendlichen ist die Bewegung. Leicht, fast spielerisch, geht der Träumer mit Begegnungen, die zunächst konkret, später eigentlich nur ahnend wahrgenommen werden, um. Nutzt er zunächst zur Bewältigung der möglichen Gefährdung durch den sehr langen Balken die rechte bewusste Seite, kann er zunehmend die Bedrohung zu einem Spiel machen. Er lacht und verrät damit eine Unbekümmertheit, die auch das Charakteristikum des Hermes ist. Mit seinen Flügelschuhen und dem Flügelhut ist auch er ständig in Bewegung. Als Gott der Diebe und der Kaufleute verbindet er menschliche Gegensätze. Er verkörpert die Pole Ernst und Heiterkeit, bewusst und unbewusst, Schwere und Leichtigkeit, Rationalität und Emotion, Helfer und Lügner.

Dieser Traum mit seinen archetypischen Momenten war für einen jungen Mann eine wichtige Orientierung, um seine Identität neu zu formen. Über Generationen war in seiner Geschichte Männlichkeit mit Schwere, strenger Autorität und Forderung verbunden. Von den Söhnen wurde selbstverständlich Bodenständigkeit, Verlässlichkeit, an der Realität orientierte Verantwortlichkeit erwartet. Als Beruf kamen nur Handwerke, Bauberufe infrage. Sich aus dieser tradierten Einstellung heraus zu nehmen, die Leichtigkeit der eigenen Bewegung zu spüren, zunächst für sich geheim »mit einem inneren Lächeln« und dann immer selbstbewusster zur entspannten Emotionalität zu finden, das war für den jungen Mann Ermunterung zur Neuorientierung. Nicht mehr allein praktisches Handeln und Pflichtbewusstsein standen im Vordergrund, sondern die irrationale Leichtigkeit der inneren Bewegtheit durch Emotionen. Mit hohem

Interesse machte er sich im Internet über den Gott Hermes kundig und äußerte später ganz spontan: »Hermes, tja, das passt zu mir.«

Nach dieser Erkenntnis folgte wenige Wochen danach ein weiterer Traum, in dem wir eine Bestätigung seiner »Hermes Identität« empfanden:

> Ich bin Ski gefahren und dabei in großen Sprüngen durch die Luft gefahren. Ich kam ganz weich auf und habe nach ein paar Schwüngen wieder abgehoben, an Tannenästen vorbei wieder ›gesegnet‹ aufgekommen und mit Freude und Leichtigkeit nach unten gefahren.

Ich war sehr beeindruckt von diesem »gesegnet«, das der Träumer selbst sehr verwundert aussprach. »Das gehört eigentlich nicht zu meinem Wortschatz, meinte er. Vielleicht, so überlegte ich, könnet es eine Nähe zum Göttlichen ausdrücken, was sich ja auch zur Figur des Hermes passe. Seine Mutter sei keine Göttin, sondern eine Nymphe gewesen. Trotzdem zähle er als vollwertiger Gott zu den 12 Olympiern. Er besaß in aller Tricksterhaftigkeit offenbar zusätzlich etwas, was ihm Würde und Wert verlieh. Diese Überlegung ermöglichte dem jungen Mann an den eigenen Wert zu glauben, obwohl ihm diese Sicherheit in seiner persönlichen Beziehung zu den Eltern nicht geschenkt worden war. Seine Geburt nach drei Söhnen war nicht von Glück und Dankbarkeit gesegnet.

8.5 Archetypische Träume von Mehrdeutigkeit und Triebnähe

8.5.1 Dionysos, der Gott orgiastischer Kulte und des Theaters

Semeles ruhmreicher Sohn, Dionysos werde ich preisen, wie er einst auf dem Vorsprung der Küste des ruhelos bewegten Meeres erschien, einem Jüngling gleich im ersten Erblühen, prangender Jugend, sein Haupt umflatterten herrliche Locken, bläulichschwarz… (Pfeiff 2002, S. 64)

Der geheimnisvollste und wahrscheinlich älteste Gott in der antiken griechischen Tradition ist Dionysos. Ursprünglich scheint sein Kult aus Innerasien zu kommen. Als ein zweimal Geborener steht er symbolisch für vielschichtige, sich scheinbar widersprechende Aspekte. Der erste Dionysos wurde von Titanen im Auftrag der eifersüchtigen Hera zerrissen. Den zweiten Dionysos zeugte Zeus mit der Königstochter Semele. Diese wollte ihren Liebhaber sehen. So erschien Zeus ihr als Blitz und tötete sie damit. Das noch ungeborene Kind nähte Zeus in seinen Schenkel ein und trug es auf diese Weise aus. Dionysos ist damit im Grunde ein Vatersohn. Er muss darum im engen Zusammenhang mit der Lichtfigur des Zeus gesehen werden. Repräsentiert Zeus die Macht des Bewusstseins in seinen Blitzen, ist Dionysos der Vertreter des fühlenden, gelegentlich ungesteuerten Erlebens. Die orgiastischen Kulte, seine von Gefühlen förmlich besessenen Mänaden, Frauen, die ihm folgten, weisen auf die potentielle Gefahr hin, ausschließlich von Basisempfindungen (Bauer 2017) bestimmt zu sein. Wenn die Selbststeuerung weitgehend ausgeschaltet ist, werden »Weiber zu Hyänen« (Schiller 1959, S. 574). Die Tiefe des menschlichen Gefühls zeigt sich jedoch gleichermaßen in der Tatsache, dass Dionysos der Gott des Theaters, der Tragödie und Komödie ist. Der Rausch, der ihm als römischer Gott Bacchus als ausschließliche Eigenschaft angedichtet wird, ist die eine Seite, indem sie unbewusst macht und das Ich seiner Triebnatur ausliefert. Auf der anderen Seite besteht gerade dadurch die Chance, das göttliche wie menschliche Wesen in seiner Dualität zu erkennen. Gerade über Dionysos wird das Tragische des Todes, wie es die Antike erlebte, relativiert. Indem er sowohl den orgiastischen Kult förderte, wusste er um die tragikomische Seite des Lebens, Hilfe um das individuelle Leben selbstbestimmt in die Hand zu nehmen. Die Vorsokratiker, im Wesentlichen auf den Logos konzentriert, brauchten kompensatorisch den Kult des Dionysos, um nicht in der Einseitigkeit des Denkens zu verharren. Interessant in diesem Zusammenhang, dass die entscheidenden Denkimpulse dieser sieben Weisen aus Kleinasien kamen, vor allem aus Ephesus, Milet und Samos. Immer wieder wird sinnbildlich nachvollziehbar, dass das Streben des Menschen individuelle und kollektive archetypische Wurzeln hat und auf innere Ganzwerdung ausgerichtet ist. Zu den Olympiern gehört dieser vielschichtige Gott allerdings nicht. Vielleicht hatte er zu menschliche Züge oder war ihm Lust und Leid der Menschen zu nahe. Die Notwendigkeit der Vereinigung der Gegensätze als Entwicklungsaufgabe war jedoch dem Bewusstsein der Griechen insgesamt noch fern. Sie begriffen die Welt vor allem unter dem Aspekt der Polarität: Männlich und weiblich, hell und dunkel, gut und böse wurden deutlich voneinander unterschieden. Diese Spaltung, setzte auch in den polaren Positionen der Philosophen fort. Die Vorsokratiker wie Pythagoras waren reine Denkmenschen, deren Gedanken um das Sein, die Entstehung und den Zustand der Welt, dem Sinn des Daseins kreisten. Sokrates, Platon und sein Schüler Aristoteles setzten diese Tradition fort. Epikur hingegen sprach sich für Sinnenfreude und Genuss aus. Ihm war die Lebensfreude, das Bejahen eines lustvollen Diesseits ein Anliegen. Dabei war er jedoch, wie häufig gemutmaßt wurde, kein Vertreter von Maßlosigkeit und orgiastischen Festen, sondern er betonte die Freude an der Fülle der Natur und des menschlichen Daseins im Jetzt und Hier.

Um diese Gegensätzlichkeit aufzuheben und zu einer Vereinigung der Gegensätze zu gelangen, muss das polare Moment erst bewusst erkannt werden, um die Spaltung wieder aufzuheben. Das wird am deutlichsten in der Konfrontation des Ödipus und der Sphinx. Diese verlangte von jedem Menschen, der ihr begegnete, ihr berühmtes Rätsel zu lösen: Was geht am Morgen auf vier, am Mittag auf zwei und am Abend auf drei Beinen. Die vordergründige Lösung des Ödipus hieß, dass das der Mensch sei. Am Morgen des Lebens krabbelt das Kind auf Händen und Füßen, am Mittag des Lebens seht er auf zwei Beinen und am Abend benötigt er als dritte Bein den Stock. Diese Antwort ist vor dem Hintergrund einer rationalen Betrachtensweise richtig. Auf der Symbolebene genügt diese Lösung des Rätsels jedoch nicht: als kleines Kind ist man dem Archetyp der Mutter Erde in Abhängigkeit zugewandt. Der Mittag des Lebens bedeutet die Position des Erwachsenen in seiner Polarität. Die Eindeutigkeit des kindlichen Erlebens wird von der Entscheidungsnotwendigkeit abgelöst Der Mensch erleidet das Spannungsverhältnis zwischen Gegensätzen. Ein »Ja« zu einem Pol fordert immer den Verzicht auf die andere Seite heraus. Die Erfahrung, die tragische Züge hat, anzuerkennen, würde die wissende Antwort verlangen. Das betrifft mich, den Menschen Ödipus. Die dritte Position am Abend des Lebens heißt über die Zahlsymbolik der drei eine mehrdimensionale Perspektive entwickelt zu haben. Es ist der Überblick, der erlaubt, das Wesentliche im menschlichen Leben zu erkennen, die

Transzendenz als Lebensziel anzuerkennen. Die ägyptischen Pyramiden in ihrer Dreidimensionalität sind hierfür ein überzeugendes Beispiel (Dethlefen 1990, S. 140 ff.).

Für die Griechen war es naheliegend, Ödipus als den Menschen, der sich im Zwiespalt fühlt und um eine eindeutige Identität kämpft, mit dem Gott Dionysos parallel zu setzen.

Welche Funktionen sind für diesen Gott charakteristisch? Er lebt intensiv und über den Alkohol auch exzessiv das fühlende Erleben. Im Jetzt und Hier ganz anwesend zu sein ist eine besondere Gabe, die vor allem Kindern eigen ist. Sich mit der Vergangenheit auseinanderzusetzen oder Zukunft orientierte Vorstellungen, vielleicht sogar Visionen zu entwickeln, ist Chance und Gefahr des Erwachsenwerdens. Entwickelt sich ein Ich nicht wirklich, bedeutet der Blick zurück nicht fruchtbare Auseinandersetzung mit dem Gewordensein, sondern »Sodom und Gomorrha« und man erstarrt zur Salzsäule, wie Lots Weib (Bibel: Gen. 11, 27–31). Man könnte hier auch von depressiven Verstimmungen angesichts eines zu wenig bewusst gelebten Lebens, von versäumten Möglichkeiten oder auch von Schuldgefühlen sprechen. Die Zukunftsperspektive kann in gleicher Weise für ein unsicheres Ich nicht so sehr Chancen, sondern Gefahren in sich schließen. Dann dominiert Angst. Diese veranlasst, ähnlich wie im Tierreich, zu Erstarrung oder Flucht, oder in die Bereitschaft, den Kopf in den Sand zu stecken. Dies wäre eine Verhaltensweise, die wiederum an Kleinkinder erinnert, die überzeugt sind, wenn sie die Augen schließen, würden sie nicht gesehen werden.

Die Fähigkeit, den Augenblick voll auszukosten und trotzdem die Dreiheit von Vergangenheit, Gegenwart und Zukunft nicht aus dem Auge zu verlieren, das scheint die zeitüberdauernde Faszination dieses Gottes auszumachen. Er begleitet sein intensives Fühlen mit der Fähigkeit, handelnd das Leben in seiner Tragik und Komik darzustellen. So ist er ganz Mensch und über die Distanz ganz Gott. Die griechischen Dramendichter Aischylos, Sophokles und Euripides wussten um dieses Geheimnis und haben in ihren Tragödien darauf hingewiesen, ohne den Schleier taktlos zu sehr zu lüften. Tragische Szenen, die die menschliche Verstrickung offenbaren, geschahen hinter der Bühne. Der ergriffene Beobachter berichtet vom Kindermord einer Medea, vom Tod der Jokaste, Ödipus' Mutter und Frau und der Blendung des Ödipus. So zeigt sich Schicksal als Geschick der

Götter, dem der Mensch ausgeliefert ist. Aber sie gaben ihm gleichermaßen die Sprache, unerträgliches Leid in Worte zu fassen und sich so zu entlasten. Goethe drückt es auf seine Weise aus, wenn er dichtet: »und wenn der Mensch in seiner Qual verstummt, gab mir ein Gott zu sagen, wie ich leide« (Goethe: Torquato Tasso 5. Akt., 5. Auftritt).

> Vor mir ist ein Baum. Ich lehne meinen Kopf und meinen Bauch daran. Ich sage, dass ich möchte, dass mir die Vergangenheit nichts mehr ausmacht. Da zieht es mich nach links. Da sage ich, dass ich möchte, dass mir die Zukunft nichts mehr ausmacht, da zieht es mich nach rechts. Da sage ich, ich möchte in der Gegenwart sein, da geht es geradeaus.

Der Träumer, ein 20-jähriger junger Erwachsener berichtete von sich, er fühle sich, als ob er in eine willkürliche Welt hineingeworfen sei. Er habe das Gefühl, keine Handlungsfreiheit zu haben, als ob er ferngesteuert sei.

In den Stunden vergrub er sich förmlich in seine belastende Kindheitsgeschichte, in die Empfindungen, nicht gesehen worden zu sein. Er war überzeugt, diese Mangelerfahrungen würden ihn lebenslang belastend begleiten.

Der Traum führte zu einem Wandel seines Selbsterlebens. Er ahnte, dass er heute ein handelnder, autonomer Mensch sein könnte. Die gefühlte Abhängigkeit im Kleben an der Vergangenheit musste nicht zwangsläufig seine Zukunft bestimmen. Die Erkenntnis, in der Gegenwart zu leben, sein Leben jetzt selbst handelnd in die Hand nehmen zu können, relativierte den angstvollen Blick auf die Zukunft und vermittelte ihm ein Gefühl von Freiheit.

> Ich bin in einem Raum von unglaublichen grell geschminkten Leuten. Die meisten sind paarweise und begehren sich. Mann mit Mann, Frau mit Frau oder Mann und Frau. Alle ähneln Transvestiten.

Der Mann fand diesen Traum »peinlich« und hatte große Mühe, ihn zu erzählen. Ihm wurde in der Reflexion bewusst, wie sehr er in der Erörterung seiner Vergangenheit ausschließlich in seiner Nabelschau befangen war. Er hatte andere Menschen ganz aus dem Blick verloren. Partnerschaften schienen keine Bedeutung zu haben. Die Enttäuschung über seine mangelhaften frühen Bindungserfahrungen hatten jegliche Sehnsucht nach guten und tragenden Beziehungen ausgelöscht. Vorsichtig fragte ich ihn, ob er den Menschen im Mythos gleichen würde, die bei Blick auf die Medusa starr und unbeweglich wurden. »Das weniger«, meinte er. »Aber vielleicht bin ich so etwas wie ein negativer Narziss, der fasziniert ist von dem üblen Selbstbild, das ihm im spiegelnden Bach entgegenblickt.« Ich war überrascht von seiner Antwort und seiner dahinter verborgenen Mythenkenntnis. Mit den Worten »Selbsterkenntnis ist der erste Schritt zur Besserung« verabschiedete er sich und ließ mich in der Hoffnung auf weitere fruchtbare Stunden zurück.

> Ich beobachte eine kleine Frau mit hohen Absätzen, großen Busen, großer Nase und langen braunen Haaren. Sie macht akrobatische Vorführungen. Plötzlich liegt sie mit einem Partner in einer Nische und schläft mit ihm. Auch mich zieht jemand hinunter und begehrt mich. Es kommt aber nicht dazu.

Eine 19-jährige junge Frau erzählte diesen Traum ganz betroffen. Sie war in der 13. Klasse und schickte sich an, mit viel Einsatz für das anstehende Abitur zu lernen. »Ich habe mir verordnet«, so sagte sie, »dass ich in diesem halben Jahr nur lerne und mich von gar nichts ablenken lasse, meinen Freunden habe ich bereits gesagt, dass Ausgehen für mich in diesem halben Jahr nicht »drin« sei.« Sie erzählten mir, sie könne dann erst recht lernen und überhaupt sei doch noch eine Menge Zeit. Ihre Lebensführung war ganz auf nüchterne Rationalität ausgerichtet. Sie hatte bereits ein Jurastudium fest im Auge, mit der Option internationales Recht, weshalb ihr auch Bestnoten in den Sprachen notwendig erschienen.

Der Aspekt orgiastische Ausgelassenheit, das Bedürfnis nach Leuchtkraft, nach Lust, Spaß, nach Rausch und Sexualität hatte sie aus ihrem Leben ausgeblendet. Sie fand das »tierisch« und »unter ihrem Niveau.«

Der Traum zeigt die verdrängten Schattenseiten, die jedoch auf der anderen Seite Sinnenfreude und Lebenslust in sich schließen. Die Bedeutung des Traums liegt in seiner, die bewusste Lebenshaltung korrigierenden Funktion.

Der jungen Frau wurde über diesen Traum bewusst, dass sie sich mit der pflichtbewussten Haltung beider Eltern vollkommen identifiziert hatte, die sich ihrerseits einem pietistischen Lebensentwurf verpflichtet fühlten. Da hatten Lust und Spaß, Ausgelassenheit und Lebensfreude keinen schuldfreien Raum. Indem die junge Erwachsene diese selbstverständlich übernommene trostlos-dürre Lebensperspektive zunehmend kritisch wahrnahm, konnte sie ihre lustfeindliche familiäre Prägung relativieren. Für sie überraschend erlebte sie sich in der Schule trotz eines geringeren Einsatzes erfolgreicher. Sie erlaubte sich während der Woche Diskobesuche und konnte beim Lernen auch einmal »fünfe gerade« sein lassen und auf ein wenig Glück vertrauen. Die Figur des Gottes Dionysos in seiner doppelten Bedeutung von ernster und heiterer Lebenseinstellung empfand sie als sehr hilfreich. Es wurde ihr zur neuen Erkenntnis, dass eine Haltung die Gegensätze nicht ausblendet, sondern, als zum Leben gehörig akzeptiert, der Fülle der menschlichen Natur gerechter wird. Struktur und Klarheit, aber auch Leichtigkeit und Sinnenfreude verleihen dem Leben Farbe und machen es zu einem spannenden Weg zu sich selbst.

Zusammenfassung

Bei den Göttergestalten der Antiken wird klar zwischen lichten und dunklen Repräsentanten unterschieden. Dies dürfte als Ausdruck eines im Wesentlichen patriarchalen Denkens zu verstehen sein. Damit wird Struktur, Gradlinigkeit und Überschaubarkeit in die Vielfalt der Erscheinungsgsformen gebracht. Bei den Germanen ist diese Einteilung angesichts einer stärkeren Naturverbundenheit weniger starr. Es wird der Doppelnatur des Menschen mehr Rechnung getragen.

Lediglich Dionysos, einer der ältesten Gottheiten der Antike, verkörpert so gegensätzliche Prinzipien wie den ekstatischen Rausch, aber auch die ernst zu nehmenden Realitäten des Lebens. Diese offenbaren sich in Dramen, sowohl in der Tragödie als auch in der Komödie. Dionysos gilt als zentraler Repräsentant und Schutzherr des Schauspiels. Am deutlichsten wird dies am dramatischen Schicksal des Ödipus. Dieser hätte erkennen müssen, dass er, gerade indem er vor der Prophezeiung, seinen Vater zu töten und seine Mutter zu heiraten, flieht, diese Prophezeiung erfüllt. Im Rätsel der Sphinx zeigt sich erneut, dass es bis heute eine Aufgabe ist, sich der eigenen Menschlichkeit zu stellen, sich emotional betreffen zu lassen, statt auf eine rationale, unbezogene Lösung auszuweichen. Die Aktualität dieser Herausforderung zeigt sich in den archetypischen Träumen.

Literatur zur vertiefenden Lektüre

Guggenbühl, A. (2006). *Kleine Machos in der Krise*. Freiburg: Herder.

Hopf, H. (2019). *Jungen verstehen.* Stuttgart: Klett Cotta.

Hüther, G. (2018). *Würde. Was uns stark macht – als Einzelne und als Gesellschaft.* München: Albrecht Knaus.

Lutz, C. (2001) *Mann werden, Mann Sein, das Männliche im Märchen.* Krummwisch: Königsfurt.

Stierlin, H. (1980). *Eltern und Kinder.* Frankfurt/Main: Suhrkamp.

Weiterführende Fragen

- Inwiefern können wir die griechischen Götter als Repräsentanten archetypischer Wahrheiten betrachten?
- Können Sie einen Grund nennen, warum die Römer Dionysos als Bacchus einseitig auf die Dimension des Rausches reduzierten?
- Können Sie Stellung beziehen, warum der von Freud postulierte Ödipuskomlex an der Tatsache vorbei geht, dass Ödipus unbewusst ein Orakel erfüllte, das ursächlich mit der Schuld des Vaters zusammenhing?
- Schildern Sie die transgenerationale Weitergabe eines unbewältigten Traumas anhand eines Mythos.

9 Gedanken zum Schluss

Wir, die mittlere und ältere Generation, debattieren und diskutieren über die Probleme dieser Welt. Es geht um Luftverschmutzung und Klimawandel, den Plastik Müll und die Verschmutzung der Meere, um die Gräuel der Kriege, um Folter und Menschenrechtsverletzung. Die Liste ließe sich unendlich weiterführen. Und was wird getan?

Man wird erinnert an die Zeit Napoleons als es nach seiner Verbannung auf die Insel Elba darum ging, zu verhandeln und tatkräftig zu werden. Aber was geschah von September 1814 bis Juni1815? »Der Kongress tanzt, aber er macht keine Fortschritte« (Joseph de Ligen).

Ist Handeln erst dann möglich, wenn die Bedrohung konkret wird? Damals war es Napoleon, der nochmals als Kaiser die Macht an sich reißen wollte. Was muss bei uns passieren, dass man nicht im konjunktivischen Denken stecken bleibt?

»Im Anfang war das Wort«, so sinniert Faust in seiner Studierstube. Er sucht nach Alternativen, wie wir?

Geschrieben steht: »Im Anfang war das Wort!«
Hier stock ich schon! Wer hilft mir weiter fort?
Ich kann das Wort so hoch unmöglich schätzen,
ich muss es anders übersetzen,
Wenn ich vom Geiste recht erleuchtet bin.
Geschrieben steht: Im Anfang war der Sinn.
Bedenke wohl die erste Zeile,
Dass deine Feder sich nicht übereile!
Ist es der Sinn, der alles wirkt und schafft?
Es sollte stehen: Im Anfang war die Kraft!
Doch auch, indem ich dieses niederschreibe,
schon warnt mich was, dass ich dabei nicht bleibe.
Mir hilft der Geist! Auf einmal seh ich Rat

Und schreibe getrost: Im Anfang war die Tat!
(Goethe 1958/1969, Kap. 6)

Gibt es denn bereits Ansätze zur wirksamen Tat, die zu einer Veränderung führen oder bleibt die Bereitschaft im Erörtern stecken. Müssen wir warten, bis eine Jugendliche die Initiative ergreift und zur Sprecherin der verzweifelt entschlossenen jungen Generation wird, die Verantwortung übernehmen will? Bekommt damit der Mythos vom göttlichen Kind eine neue richtungweisende Bedeutung? Verantwortungsvolles Handeln geht nicht ohne einen transzendenten Bezug. Wenn wir die Verbindung zu den göttlichen archetypischen Bildern verlieren, geht uns die Sinnhaftigkeit unseres Seins und Tuns verloren. Wir brauchen das Göttliche, um unser Menschsein zu begreifen und zu gestalten. Unser Planet ist voller Wunder, die es zu erhalten gilt. Das geht nicht allein über rationale Überlegungen, über sinnvolle Strategien. Die Natur in ihrem Wachsen und Werden ist nicht zu verstehen, wenn wir uns nicht mit dem Rätsel von Leben und Tod auseinandersetzen und unsere Ohnmacht erkennen. Erst wenn wir uns endgültig von unserer Hybris der absoluten Machbarkeit verabschieden, kann Wandlung einsetzen.

Ein äußeres Zeichen setzt Greta Thunberg, wenn sie unter einfachsten Umständen segelnd den Atlantik überquert. Vertrauen und sich anvertrauen in göttliche Mächte kann Selbstvertrauen wachsen lassen, die Basis um handelnd menschlichere Dimensionen unseres Weltbildes und unserer eigenen Möglichkeiten und Grenzen zu eröffnen.

Wir haben dieses Wissen im Kollektiven Unbewussten gespeichert. Wir alle wissen um die Macht des Göttlichen. Wir müssen uns wieder neu auf dieses Wissen beziehen, um unserem Menschsein, unserem Denken und Fühlen, unserem intuitiven Ahnen und unserem zupackenden Handeln einen überpersönlichen Sinn zu geben. Im Einsatz dieser, über die Transzendenz wirksamen Kräfte, kann es vielleicht gelingen, eine Kehrtwende zu vollziehen.

Literatur

Ade, D. & Willmy, A. (2011). *Die Kelten.* (2. Auflage). Stuttgart: Konrad Theiss.

Banzhaf, H. & Hemmerlein, E. (1997). *Tarot als Wegbegleiter.* (3. Auflage). München: Hugendubel.

Bauer, J. (2017). *Selbststeuerung*. München: Blessing.

Bauer, J. (2011). *Schmerzgrenze, vom Ursprung alltäglicher und globaler Gewalt.* München: Blessing.

Becker, E., v. Maltzahn, G., Lutz, C. (2019). *Symbolik in der psychodynamischen Therapie von Kindern und Jugendlichen*. Stuttgart: Kohlhammer.

Brüder Grimm (1984). *Kinder- und Hausmärchen*. Stuttgart: Philipp Reclam jun.

Capelle, W. (1993). *Die Vorsokratiker*. (4. Auflage). Stuttgart: Kröner.

Clarus, I. (1979). *Du stirbst, damit du lebst. Die Mythologie der Alten Ägypter in tiefenpsychologischer Sicht*. Fellbach: Bonz.

Clarus, I. (1991). *Keltische Mythen. Der Mensch und seine Anderswelt.* Olten/Freiburg: Walter.

Detlefen, Th. (1990). *Ödipus, der Rätsellöser*. München: C. Bertelsmann.

Ehrenberg, A. (1989). *Von der schwierigen Entscheidung, gesund sein zu wollen.*

Ende, M. (2004). *Die unendliche Geschichte*. Stuttgart: Thienemann.

Euripides (1984). *Sämtliche Tragödien*, Bd. 1 und 2. Stuttgart: Kröner Verlag.

Freud, S. (2000). *Erinnern, Wiederholen und Durcharbeiten*. Studienausgabe. Fischer: Frankfurt.

Goethe, J.W.v (1958/1969). *Gesammelte Werke. Hamburger Ausgabe*. Hamburg: Christian Wegner.

Goethe, J.W.v. (1992). *Gedichte*. Frankfurt am Main, Leipzig: Insel TB.

Goethe, J.W.v. *Gesammelte Werke, Faust, der Tragödie erster Teil.*

Goethe, J.W.v. (o.J). *Torquato Tasso.* Ditzingen: Reclam

Grimm, J. und W. (1984). *Märchen vom Fischer und seiner Frau.* Stuttgart: Philipp Reclam jun.

Hopf, H. (2019). *Jungen verstehen*. Stuttgart: Klett Cotta.

Hopf, H. (2019). *Traum und Sprache.* Stuttgart: Kohlhammer.

Hornung, E. (2011). *Der Eine und die Vielen. Altägyptische Götterwelt.* (7. Auflage). Darmstadt: Wissenschaftliche Buchgesellschaft.

Key, E. (1902). *Das Jahrhundert des Kindes*. Berlin: S. Fischer Verlag.

Lutz, C. (2010). *Jason und Medea.* Stuttgart: Opus Magnum.

Lutz, C. (2016). *Leben lieben Leben lassen*. Stuttgart: Opus Magnum.

Lutz, C. (2017). *Mythen und Märchen in der psychodynamischen Therapie von Kindern und Jugendlichen*. Stuttgart: Kohlhammer.

Lüscher, M. (1972). *Der Lüscher Test*. Hamburg: Rowohlt.

Markale, J. (1986). *Die keltische Frau*. München: Dianas Trikont.

Naville, E. (1886). *Das aegyptische Totenbuch der 18.–20. Dynastie*. 3 Bde Berlin. Übersetzung: Hornung, E. (1979). *Das Totenbuch der Ägypter*. Zürich, München: Artemis-Verlag.

Peters, U. (2011). *Die Kelten. Ein Schnellkurs.* Ostfildern. Dumont.

Pfeiff, K.A. (2002). *Homerische Hymnen*. Tübingen: Stauffenberg.

Ranke-Graves, R. (2011). *Griechische Mythologie, Quellen und Deutung.* Reinbek: rororo.

Riordan, R. (2011–2014). *Die Kane Chroniken*. Hamburg: Carlson.

Ronnberg, A. (2011). *Das Buch der Symbole.* Köln: Taschen.

Safranski, R. (2015). *Zeit.* München: Hanser.

Schiller, F. (1959). *Gesammelte Werke Bd. 3. Dramatische Dichtungen III, Gedichte.* Bielefeld: Bertelsmann.

Schimmel, A. & Endres, K. (1984). *Das Mysterium der Zahl.* Bern, München: Hugendubel.

Simon, E. (1998) *Die Götter der Griechen*. München. Hirmer.

St. Exupéry, A. (2015). *Der keine Prinz.* Düsseldorf: Karl Rauch.

Wilde, L.W. (2010). *Geheimnisse der Kelten, das magische Reich eines untergegangenen Volkes*. Hildesheim: Gerstenberg.

Wipplinger, H.P. (2011). *Von Engeln und Bengeln. 400 Jahre Kinder im Porträt.* Ausstelungskatalog Kunstmeile Krems.

Tripp, E. (1991). *Reclams Lexikon der Antiken Mythologie*. (5. Auflage). Stuttgart: Reclam.

Stichwortverzeichnis

B

C

D

E

F

G

R

S

T